U0724489

中国白头翁属
Pulsatilla Miller
药用植物分类学研究

许 亮 薛禾菲 编著

康廷国 主审

北方联合出版传媒（集团）股份有限公司

辽宁科学技术出版社

图书在版编目（CIP）数据

中国白头翁属*Pulsatilla* Miller药用植物分类学研究 / 许亮，薛禾菲编著. -- 沈阳：辽宁科学技术出版社，2024. 11. -- ISBN 978 -7-5591-3999-3

Ⅰ. R282.71；Q949.95

中国国家版本馆CIP数据核字第20248TG659号

出版发行：辽宁科学技术出版社
　　　　（地址：沈阳市和平区十一纬路25号　邮编：110003）
印　刷　者：沈阳丰泽彩色包装印刷有限公司
经　销　者：各地新华书店
幅面尺寸：145mm×210mm
印　　张：3.5
字　　数：250千字
出版时间：2024年11月第1版
印刷时间：2024年11月第1次印刷
责任编辑：姜　璐
封面设计：墨　韵
责任校对：许晓倩

书　　号：ISBN 978-7-5591-3999-3
定　　价：78.00元

投稿热线：024-23284062
邮购热线：024-23280336
E-mail:1187962917@qq.com
http://www.lnkj.com.cn

PREFACE

前言

白头翁始载于《神农本草经》，列为下品。《伤寒杂病论》记载："热利下重者，白头翁汤主之。"目前，白头翁在中医药、中兽药广泛使用。第四次全国（辽宁）中药资源普查中，2015年许亮普查队在凤城白云山发现一种不同寻常的白头翁属*Pulsatilla* Miller植物，生长于高山悬崖峭壁岩石缝隙中，根据生境特点，将其命名为岩生白头翁*Pulsatilla saxatilis* L. Xu & T.G. Kang。2022年相关研究成果以"*Pulsatilla saxatilis*（Ranunculaceae），a new species from north-east China"为题，发表在国际植物分类学期刊*Phytotaxa*［2022, 539 (2): 195-202］。

白头翁属的分类问题一直是学术界研究的热点话题。最早白头翁被归于银莲花属*Anemone* Linnaeus，之后因其独特的形态特征，被单独分为白头翁属。据《中国植物志》记载，目前全世界约有43种白头翁属植物，主要用于园艺和药用，广泛分布于北半球，书中建立了10种白头翁属植物（不含细裂白头翁*Pulsatilla tenuiloba*）的分类检索表。之后的《Flora of China》中更新了包含细裂白头翁在内的11种白头翁属植物检索表。随着新种岩生白头翁的确立，有必要补充更新中国白头翁属植物检索表。经过课题组的研究调查，目前我国白头翁属植物共有12种，还包括2亚种4变种6变型，共计24个分类单位。紫蕊白头翁*Pulsatilla kostyczewii*植物标本自记载于1973年新疆乌恰县发现为我国新纪录后，中国境内暂未有新的发现记录和标本采集，课题组多方调查并两次到新疆乌恰县实地考察也未发现。岩生白头翁*Pulsatilla saxatilis*是我国的特有种，具有潜在的药用价值，分布区域狭小，资源量仅200余株，根据世界自然保护联盟（IUCN）的标准评估为极危（CR）物种，存在人为破坏隐患，建议进行生态保护，建立自然保护区。

本研究得到了国家自然科学基金面上项目（82373999）、"第四次全国（辽宁）中药资源普查"、"我国（辽宁）水生、耐盐中药资源的合理利用研究"、辽宁省百千万人才工程（2021921039）、中央本级重大增减支项目（2060302）、辽宁省教育厅课题（JYTMS20231834）等课题的资助，还得到了王冰、张淑梅、李忠宇、赵鑫磊、赵利清等老师的指导和帮助，在此表示衷心感谢。作为我国第一部白头翁属植物分类与药用的著作，由于编者水平有限，书中难免有缺点和不足，望广大读者批评指正，以便今后进一步修订。

编著者

2024年10月

CONTENTS

目录

第一章　白头翁属药用历史 ················· 1

一、中药白头翁基原考证 ················· 1

　　1. 名称及别名考证 ················· 1

　　2. 原植物考证 ················· 3

　　3. 中日本草文献对白头翁记载比较 ················· 4

　　4. 产地变迁考证 ················· 8

二、功效考证 ················· 10

三、现代药用标准和研究 ················· 11

第二章　新种岩生白头翁的发现与研究 ················· 15

一、岩生白头翁的发现 ················· 15

二、岩生白头翁的形态特征和孢粉学特征 ················· 20

三、岩生白头翁的叶绿体基因组分析 ················· 23

四、岩生白头翁的药用价值和濒危等级研究 ················· 28

第三章　中国白头翁属植物分类 ················· 32

　　1. 紫蕊白头翁 ················· 32

　　2. 白头翁 ················· 33

　　3. 朝鲜白头翁 ················· 38

　　4. 兴安白头翁 ················· 40

　　5. 肾叶白头翁 ················· 43

6. 蒙古白头翁 ·················· 49

7. 钟萼白头翁 ·················· 51

8. 细叶白头翁 ·················· 54

9. 细裂白头翁 ·················· 58

10. 黄花白头翁 ·················· 60

11. 西南白头翁 ·················· 62

12. 岩生白头翁 ·················· 64

中国白头翁属*Pulsatilla* Mill.植物检索表 ·················· 69

参考文献 ·················· 71

附图 ·················· 75

第一章　白头翁属药用历史

中药白头翁应用历史悠久，早在《神农本草经》中就有记载，别名有奈何草、胡王使者、老翁花等。临床疗效确切，在中医药、中兽药中广泛使用。东汉时期，张仲景就在《伤寒杂病论》写道："热利下重者，白头翁汤主之。"但历代本草传承和记载不尽相同，只是有"近根处有白茸"或"近头部有白茸"等简单描述。对于白头翁药材的入药品种确定，存在一定的不明确情况。通过对白头翁的本草学研究，查阅和分析历代本草文献，考证其基原及产地、功效等，考证中药白头翁原植物基原，对中国白头翁属植物分类和中药白头翁药材的范围划定提供依据，为白头翁药材的进一步开发利用奠定基础。

一、中药白头翁基原考证

1. 名称及别名考证

白头翁最早载于《神农本草经》。梁代医家陶弘景所著的《本草经集注》记录："白头翁，一曰野丈人，一曰胡王使者，一曰奈何草。生高山山谷及田野，四月采，处处有。近根处有白茸，状似人白头，故以为名。"唐代《新修本草》别名云："奈何草。"白头翁的这3个别名都是用来形容它白发苍苍和短发冉冉的样子。宋代苏颂《图经本草》记录："白头翁，正月生苗，作丛生，状如白薇而柔细稍长；叶生茎端，如杏叶，上有细白毛而不滑泽；近根有白茸，正似白头老翁，故名焉。"宋代唐慎微《证类本草》、明代卢之颐《本草乘雅半偈》、李时珍《本草纲目》都以丈人、胡王使者、奈何为别名，皆状老翁之意。以上为古代本草文献对白头翁的名称所做的描述。近现代本草文献如《中华本草》《现代中药材商品通鉴》《中华药海》《金世元中药材传统经验鉴别》《中药大辞典》等文献均以"白头翁"为正名，白头翁名称沿用至今。各地区白头翁别名等见表1-1。

表1-1　白头翁正名/别名与出处

正名 / 别名	出处
白头翁	《图经本草》《中华本草》《现代中药材商品通鉴》《中华药海》《金世元中药材传统经验鉴别》《中药大辞典》
野丈人、胡王使者、奈何草	《本草经集注》
奈何草	《新修本草》
丈人、胡王使者、奈何	《本草纲目》
毛骨朵花	东北
羊胡子花	陕西
老公花	山东
头痛稞	河南
老观花	江苏

2.原植物考证

对白头翁植物的记载，唐代《新修本草》记载："其叶似芍药而大，抽一茎，紫色，似木堇花。实大者如鸡子，白毛寸余，皆披下似蠹头，正似白头翁，故名焉。"而宋代苏颂等《图经本草》记载："白头翁，正月生苗，作丛生，状如白薇而柔细稍长；叶生茎端，如杏叶，上有细白毛而不滑泽；近根有白茸；根紫色，深如蔓菁。其苗有风则静，无风则摇，与赤箭（天麻）、独活同也。"《新修本草》中的白头翁，描述与毛茛科白头翁属植物貌似相符。陶弘景只是简明介绍，不能证明为何物。首先，陶弘景《本草经集注》和唐代《新修本草》只指近根处有白茸，而宋代《图经本草》则认为头部、根部皆有白茸，各有所指；其次，唐代《新修本草》描述白头翁"叶似芍药而大"，而苏颂《图经本草》描述"叶生茎端，如杏叶，上有细白毛而不滑泽"。宋代寇宗奭《本草衍义》曰："正如《唐本草》注所云。"宋代唐慎微《证类本草》记载徐州（江苏）白头翁一图，叶为掌状复叶，花似已脱落，和白头翁属植物相符。但是明代汪机在其所著的《本草汇编》一书中说："寇宗奭以苏敬为是，苏颂以陶弘景为是，大抵此物用根命名取象，当准苏颂图经，而苏敬所说恐别一曲也。"

《植物名实图考》一书的作者吴其浚记载白头翁曰："生建昌，赭茎，稍绿。长叶斜齿，面绿背淡，夏结青巩菁葖果，上有三四须，细如蝇足。"根据形态特征描述及相应的附图可以辨别出非毛茛科白头翁属植物。他夸大说："草之中的植物有白毛以翁名之皆可。"其原因是他认为陶、苏两说不尽相同，而宋代

《图经本草》所述与所绘也不相符。他在考证植物的名称和药物的混乱现象时，就不免给出错误的结论，这就给后人的研究造成了更多的困难和危害。但是在吴其濬收集大量实物资料中并非没有白头翁，如在《植物名实图考》二十七卷群芳类虎掌花说："座阳山中有之，草本绿叶，叶如牡丹叶，紫花似千瓣萱花而稍短，中叶粗紫心一茎。"这个虎掌花可能就是白头翁 *Pulsatilla chinensis*。以它和《新修本草》所描写的白头翁相比较，叶如牡丹叶就是叶似芍药、牡丹，紫花就是花紫色。吴氏说似萱花而稍短，《新修本草》说似木董，两者比较的大小情况相似。但是吴其濬所画的仅有一花，下无根。他没有看到苍苍如白发、飘拂披散的野丈人或白头翁形态，就怀疑《新修本草》而做了凡有白毛皆是白头翁的错误结论。综合以上的记载，对现代的中药本草书籍进行考证。

　　《中华本草》将白头翁、细叶白头翁、蒙古白头翁、兴安白头翁、朝鲜白头翁、钟萼白头翁作为药用，种类来源不一。张贵君《现代中药材商品通鉴》只是将古代本草的历史记载做了概述。

　　根据古代本草书籍和现代文献记载，白头翁原植物描述只是一些简单的"近根处有白茸""近头部有白茸，状似老翁""叶似芍药而大"等。因为药材中近根处有白茸的很多，导致后来白头翁混淆品不断增加，如毛大丁草、委陵菜、漏芦等（表1–2），所以百年以来南北药行，用这些来当作白头翁使用有一定的历史原因。

3. 中日本草文献对白头翁记载比较

由于各个朝代绘图的水平、绘制的方式以及所绘制的药物

表1-2 白头翁药材同名异物情况

习用名	基原	出处
白头翁	菊科毛大丁草Genbera piloselloides	《滇南本草》
白头翁	毛茛科野棉花Anemone vitifolia	《滇南本草》
白头翁	蔷薇科亮叶委陵菜Potentilla fulgens	《滇南本草》
兰溪白头翁	蔷薇科翻白草Potentilla discolor	《救荒本草》
白头翁	唇形科筋骨草Ajuga decumbens	《本草纲目拾遗》
广白头翁	石竹科白鼓钉Polycarpaea corymbosa	《全国中草药汇编》
甘肃白头翁	毛茛科大火草Anemone tomeutosa	《甘肃省中药材标准》

来源不同，导致各图谱类本草所载的药图互有差异，表现为形状大小与线条粗细不一。如《证类本草》所绘制的徐州白头翁图根无茸毛，根较长，类圆柱形，商州白头翁的根有茸毛，根似圆锥形。《本草原始》中白头翁的根较长，且有细小茸毛，《本草蒙筌》中白头翁的根较短且不规则，上有细小茸毛，《绍兴本草经校注》中所附的商州白头翁与徐州白头翁的植物图，二者根的形状大小差异较小，均似圆锥形。综合中国各本草文献中所附图可知白头翁特征，叶与近根处均有白色茸毛，根近似圆锥形，叶片宽卵形，三全裂，中全裂片有柄或近无柄，宽卵形，三深裂，中深裂片楔状倒卵形，少有狭楔形或倒梯形，全缘或有齿，侧全裂片无柄或近无柄，不等三深裂，叶柄有密长柔毛。图1-1为《证类本草》与《绍兴本草经校注》中白头翁药图。

对日本本草文献中记载的白头翁进行了考证。与《本草图谱》作者岩崎常正同时期的日本本草学家，如贝原益轩、水谷丰

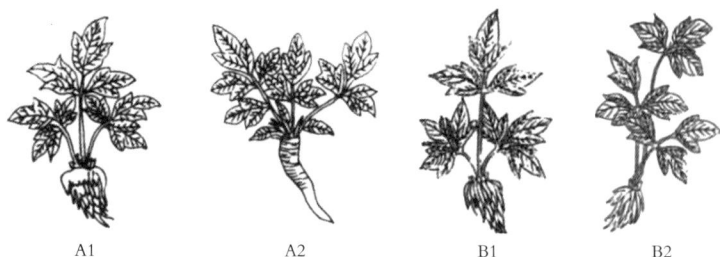

图1-1　中国部分文献白头翁附图
A1、A2.《证类本草》；B1、B2.《绍兴本草经校注》

文、小野兰山、前田利保、加藤千斋等及相关所著日本本草文献，也深受《本草纲目》的影响，这些本草文献中所附白头翁图的特征与上述中国本草文献所画白头翁图有所区别。综合日本本草文献中所附白头翁图的特征为：叶片狭卵形，三出羽状分裂，茎或叶有细小白毛，顶裂片有柄，侧裂片有短柄或无柄，叶片又三浅裂或中裂，小裂片楔形，叶片表面有细密白毛或无毛，花顶生，呈钟状，花萼6片，花下垂，根状茎类圆柱形。以下为《本草纲目》中白头翁附图和受《本草纲目》影响的3部日本本草文献附图，见图1-2、图1-3和表1-3。

经查阅古代和近现代本草文献，并与日本本草文献进行附图形态比较研究，文字、附图对比、基原品种考证，进一步综合白

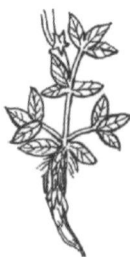

图1-2　明代《本草纲目》白头翁附图

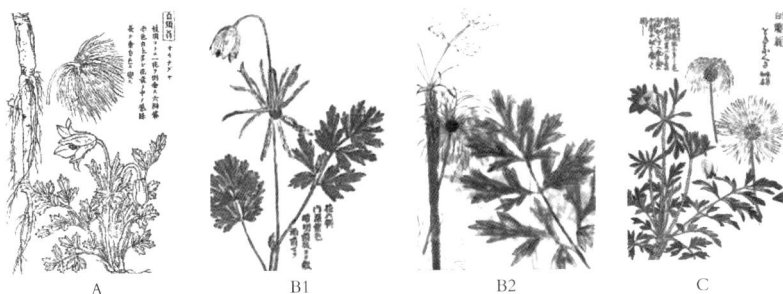

图1-3　日本部分文献白头翁附图

A.《本草纲目启蒙图谱》；B1、B2.《本草纲目纪闻》；C.《本草图谱》

表1-3　中日本草文献附图特征

年代作者	名称	附图特征	基原
唐慎微	《证类本草》	叶片宽卵形，三全裂，中深裂片楔状倒卵形，侧裂片无柄，近根有白茸，商州白头翁根类圆锥形，徐州白头翁根类圆柱形	白头翁 *Pulsatilla chinensis*
王继先	《绍兴本草经校注》	同《证类本草》，徐州白头翁的根类圆锥形	白头翁 *P. chinensis*
陈嘉谟	《本草蒙筌》	同《证类本草》，根不规则	白头翁 *P. chinensis*
李中立	《本草原始》	同《证类本草》	白头翁 *P. chinensis*
小野兰山	《本草纲目启蒙图谱》	全株密被柔毛，叶片卵形，三出羽状分裂，顶裂片有柄，侧裂片具短柄或无柄，花顶生，花下垂，花萼6片，外被柔毛，内里无毛，聚合瘦果，密被开展的长柔毛	朝鲜白头翁 *P. cernua*
水谷丰文	《本草纲目纪闻》	叶片与花萼形态同《本草纲目启蒙图谱》，无柔毛，聚合瘦果近球形	朝鲜白头翁 *P. cernua*
岩崎常正	《本草图谱》	同《本草纲目启蒙图谱》，叶片狭卵形，花顶生，钟形，紫红色，聚合瘦果，密被开展的长柔毛	朝鲜白头翁 *P. cernua*

头翁植物形态特征、产地分布等因素分析。结果确定朝鲜白头翁
Pulsatilla cernua（Thunb.）Bercht. et Opiz. 为日本本草学者岩崎常
正《本草图谱》中记载的白头翁原植物。

4. 产地变迁考证

历代本草对白头翁分布记载比较丰富。《神农本草经》
曰："生高山川谷。"《名医别录》记载："生高山山谷及田
野。"《本草经集注》载："处处有。"《图经本草》记载：
"生高山山谷，今近京州郡皆有之。""京州郡"大致在今河
南开封一带。而在《本草衍义》记载："生河南洛阳界及新安土
山中。""新安"指新安郡，今浙江西部，钱塘江上游新安江
流域。《本草逢原》载："产齐鲁。"今山东一带。明代卢之颐
《本草乘雅半偈》记载："生河南洛阳，界新安山中，多服此，
云令人寿考。"

近现代本草书籍中，徐国钧《中国药材学》，《中华本
草》，张贵君《现代中药材商品通鉴》，金世元《金世元中药材
传统经验鉴别》等也有详细的论述。

综合以上古文献及现代文献考证，古文献中白头翁生于高山
山谷及田野、河南开封、河南洛阳、浙江西部、山东一带。近现
代文献中白头翁产地分布极广，内蒙古、黑龙江、辽宁、甘肃、
新疆、山西、陕西、宁夏，北京地区也大量出产，如怀柔、密
云、门头沟、房山、海淀等地均有分布，见表1-4。

表1-4　白头翁产地出处

年代	产地	出处
西汉	生高山川谷	《神农本草经》
西汉末年	生高山山谷及田野	《名医别录》
梁	处处有	《本草经集注》
宋	生高山山谷，今近京州郡皆有之。"京州郡"大致在今河南开封一带	《图经本草》
宋	生河南洛阳界及新安土山中。"新安"指新安郡，今浙江西部，钱塘江上游新安江流域	《本草衍义》
明	生河南洛阳，界新安山中，多服此，云令人寿考	《本草乘雅半偈》
1996年	分布于河南、河北、山东、山西、内蒙古、江苏、浙江、甘肃、安徽、湖北、陕西等地	《中国药材学》
1997年	白头翁的来源为白头翁、细叶白头翁、蒙古白头翁、兴安白头翁、朝鲜白头翁、钟萼白头翁的根。产地也各有不同，其中白头翁分布于东北、华北及陕西、甘肃、山东、江苏、安徽、河南、湖北、四川。细叶白头翁分布于东北及内蒙古、河北、宁夏。蒙古白头翁分布于黑龙江、内蒙古、甘肃、青海和新疆。兴安白头翁分布于黑龙江、吉林、辽宁和内蒙古。朝鲜白头翁分布于黑龙江、吉林、辽宁。钟萼白头翁分布于新疆	《中华本草》
2001年	分布于东北及河北、山东、山西、河南、内蒙古、江苏、安徽等地，多自产自销或出口	《现代中药材商品通鉴》
2006年	分布于东北、华北、江苏、安徽、湖北、四川	《实用本草纲目彩色图鉴》
2010年	主产我国华北和东北地区，如河北、山西、内蒙古、辽宁、吉林、黑龙江，北京地区也大量出产，如怀柔、密云、平谷、延庆、昌平、门头沟、房山、海淀等地。此外，山东、山西、宁夏等地亦有少量出产	《金世元中药材传统经验鉴别》

二、功效考证

对于白头翁功效历代本草记载也不尽相同，《神农本草经》记载："味苦，无毒。主温疟，狂易寒热，症瘕积聚，瘿气，逐血止痛，疗金疮。"《名医别录》云："有毒。"上述本草文献对于白头翁的功效描述不一致，王文昊等对翻白草的功效记载："甘，微苦，平，无毒。"和《神农本草经》白头翁气味功效十分相似，同时现代临床研究表明翻白草也有治疗阿米巴痢疾的功效。其他本草书籍如《证类本草》《日华子本草》《本草汇编》《本草纲目》《中华本草》《中国药材学》《金世元中药材传统经验鉴别》的功效记载等，见表1-5。

表1-5   白头翁功效出处

年代	功效	出处
西汉	味苦，无毒；主温疟，狂易寒热，症瘕积聚，瘿气、逐血止痛，疗金疮	《神农本草经》
西汉末年	有毒	《名医别录》
宋	疗金疮，鼻衄	《证类本草》
宋	治一切风气，及暖腰膝，明目，消赘	《日华子本草》
明	凉血、消瘀，解湿毒	《本草汇编》
明	疟疾寒热，白秃头疮	《本草纲目》
清	治秃疮、瘰疬、症瘕、血痔、偏坠、明目、消疣	《本草备要》
1996年	热痢便脓血、腹痛、里急后重：配黄连、黄柏、秦皮等，如白头翁汤；阿米巴痢疾、鼻衄、痔疮出血	《中国药材学》

年代	功效	出处
1997年	清热解毒，凉血止痢，燥湿杀虫，主治赤白痢疾，鼻衄，血痔，寒热温疟，带下，湿疹，痈疮，眼目赤痛	《中华本草》
2010年	清热解毒，凉血止痢，用于热毒血痢，带下，阿米巴痢疾	《金世元中药材传统经验鉴别》

三、现代药用标准和研究

中国白头翁药材药用历史悠久，在现代中药临床中的使用也非常广泛。白头翁属植物种级单位中国分布有12种（包含新种岩生白头翁），《中华人民共和国药典》收载的正品白头翁药材只包含白头翁*Pulsatilla chinensis*一种；省级药材标准中则包含了白头翁、朝鲜白头翁、兴安白头翁、细叶白头翁4种白头翁属植物；相关的具体记载见表1-6。在地方中草药和药用植物志等书籍中又发现了关于蒙古白头翁、钟萼白头翁、肾叶白头翁的药用记载。其中《新疆中草药手册》收载的白头翁药材，来源为钟萼白头翁，记载："药用根，治细菌性痢疾、阿米巴痢疾、淋巴结核、牛皮癣等症。我区有多种白头翁，形态相似，均供药用。"《内蒙古中草药》（1972）收载的白头翁药材，来源为细叶白头翁，书中记载："白头翁，别名细叶白头翁。药用根，主治细菌性痢疾，阿米巴痢疾，鼻衄，痔疮出血，淋巴结核，疮疡。全草治风湿性关节炎。"其附注中记载"蒙古白头翁也做白头翁入药"。《中国沙漠地区药用植物》中收载了蒙古白头翁药材，记载："蒙古白头翁根，梗入药。对阿米巴性痢疾有显著疗效，但新鲜时有毒，如误食易引起胃肠炎和便血；可作土农药，常用来杀虫蛹。"

此外《全国中草药汇编（第2版）》中收载了白头翁 *P. chinensis*，兴安白头翁 *P. dahurica*，朝鲜白头翁 *P. cernua*，细叶白头翁 *P. turczaninovii*，蒙古白头翁 *P. ambigua*，钟萼白头翁 *P. campanella*，肾叶白头翁 *P. patens*，黄花白头翁 *P. sukaczevii* 的药用记载。但名称使用上，把细叶白头翁称为细裂白头翁，蒙古白头翁称为新疆白头翁，钟萼白头翁称为阿尔泰白头翁，肾叶白头翁称为掌叶白头翁。《金世元中药材传统鉴别经验》记载了白头翁，兴安白头翁，朝鲜白头翁，细裂白头翁 *P. tenuiloba*，蒙古白头翁。西南白头翁 *P. millefolium* 在文献报道中，在当地也作白头翁药用。紫蕊白头翁，在中国新疆有分布，分布区域较小，相关药用研究报道较少。但在英文文献中，有关于吉尔吉斯斯坦兽用药记载，用于治疗马的淋巴腺炎的抑菌剂。在不同地区作白头翁药用的白头翁属植物，除了新种岩生白头翁尚未有相关研究报道外，其他11个种均有药用记载。新种岩生白头翁的化学成分初步测定也包含多种三萜皂苷类成分，相关具体的结构分析和药理评价也在逐步进行，见表1-6。

近年来，国内外对白头翁属药用植物的化学成分研究较为深入，白头翁属植物主要含有五环三萜类皂苷，包括齐墩果酸型和羽扇豆烷型三萜皂苷类化合物。其中3，23-二羟基-羽扇豆-20（29）-烯-28-酸28-O-L-吡喃鼠李糖基-（1→4）-D-吡喃葡萄糖基-（1→6）-D-吡喃葡萄糖酯苷（白头翁皂苷B4）作为指标性成分，2020版《中华人民共和国药典》中规定白头翁药材中该含量不得低于4.6%。除白头翁皂苷B4外，常见的皂苷类成分包括3，23-二羟基-羽扇豆-20（29）-烯-28-酸3-O-L-吡喃鼠李糖基-

表1-6 国家及地方标准中白头翁类药材

标准等级	标准名称	药材名称	植物名称
国家标准	中华人民共和国药典（1963-2020版）	白头翁	毛茛科植物白头翁*Pulsatilla chinensis*（Bge.）Regel干燥根
地方标准	中国香港中药材标准（第六期）中国台湾2004 新疆1980二册	白头翁	毛茛科植物白头翁*Pulsatilla chinensis*（Bge.）Regel干燥根
	中国台湾1985一册	白头翁	毛茛科植物白头翁*Pulsatilla chinensis*（Bge.）Reg.及同属近缘植物干燥根
	黑龙江省中药材标准（2001）	北白头翁	本品为毛茛科植物兴安白头翁*Pulsatilla dahurica*（Fisch.）Spreng.
			朝鲜白头翁*Pulsatilla cernua*（Thunb.）Bercht.et Opiz.
			细叶白头翁*Pulsatilla turczaninovii* Kryl. et Serg.的干燥根
	辽宁省中药材标准（第二册）2019年	朝鲜白头翁	毛茛科植物朝鲜白头翁*Pulsatilla cernua*（Thunb.）Bercht. et Opiz.的干燥根[a]
	吉林省中药材标准（第二册）2019年	朝鲜白头翁（兆森白杜奥）	毛茛科植物朝鲜白头翁*Pulsatilla cernua*（Thunb.）Bercht. et Opiz.的干燥根[b]
	甘肃省中药材标准2009年版	甘肃白头翁	毛茛科植物大火草*Anemone tomeutosa*（Maxim.）Pei.干燥根
	云南省中药饮片标准 第一册2005年版	毛丁白头翁	菊科植物毛大丁草*Piloselloides hirsuta*（Forsskal）C. J. Jeffrey ex Cufod. 的干燥全草
	贵州1988，贵州1965	委陵菜（白头翁）	蔷薇科植物委陵菜*Potentilla chinensis* Ser.干燥根部

注：a. 在本省作白头翁使用；b. 本品系朝鲜族习用药材

（1→2）-L-吡喃阿拉伯糖苷（白头翁皂苷A3）、3-O-L-吡喃阿拉伯糖基3，23-二羟基-羽扇豆-20（29）-烯-28-酸28-O-L-吡喃鼠李糖基-（1→4）-D-吡喃葡萄糖基-（1→6）-D-吡喃葡萄糖酯苷（白头翁皂苷B）、3-O-L-吡喃鼠李糖-（1→2）-D-吡喃葡萄糖-（1→4）-L-吡喃阿拉伯糖常春藤皂苷（白头翁皂苷D）等。

　　除三萜皂苷类成分外，白头翁属植物还含有白头翁素及原白头翁素等小分子化合物、香豆素类、木脂素类化合物（+）-松脂素及β-足叶草脂素、三萜酸类成分，其中三萜酸类化合物有23-羟基白桦酸、白头翁酸、常春藤酮酸、齐墩果酸、常春藤皂苷元。另外，白头翁中还含有8-甲氧基补骨脂素等。朝鲜白头翁中含有黄酮类化合物。从西南白头翁全草中分离得到了马钱子酸、槲皮素、异鼠李素等。从白头翁属植物中还分离出β-谷甾醇和胡萝卜苷等，均具有一定的药理活性。

　　白头翁具有很好的治疗痢疾的功效，除了应用于细菌性痢疾和阿米巴痢疾外，对颈淋巴结核、肺部鳞癌及黑色素瘤等有一定疗效。近年来，国内外对白头翁的药理研究较多，认为白头翁主要具有抗肿瘤、抗菌、抗病毒、杀虫、增强免疫功能、抗炎等诸多药理作用。

第二章　新种岩生白头翁的发现与研究

　　《Flora of China》中记载的中国白头翁属植物，有11种，不同种白头翁形态相似又存在明显的区别特征。在辽宁丹东，记载有白头翁和朝鲜白头翁分布，但是作者发现了一种白头翁属植物，植株全株覆盖有白色茸毛，叶片基生，果期花柱强烈增长，符合白头翁属植物特征，但又与白头翁和朝鲜白头翁的形态特征存在明显差异。经比较分析，确定其为白头翁属新种。对新种的发现和确定过程，以及后续分子和成分的初步分析进行介绍。

一、岩生白头翁的发现

　　2015年第四次全国（辽宁）中药资源普查中，辽宁中医药大学许亮团队发现中国辽宁凤城白云山上一种不寻常的白头翁属植物，它们生长于高山悬崖峭壁岩石之上，见图2-1。

　　通过对该植物解剖和文献查阅确定其相似种为白头翁*Pulsatilla chinensis*。对两个物种不同部位的形态特征对比分析，见图2-2和图2-3。两者均具有三全裂的叶片；单生且直立的花；花柱在果期宿存，并强烈延长。但不同的是两者的花萼片数量和颜色，瘦果和宿存花柱长度形态存在较大差别。具体对比结果见表2-1，最终

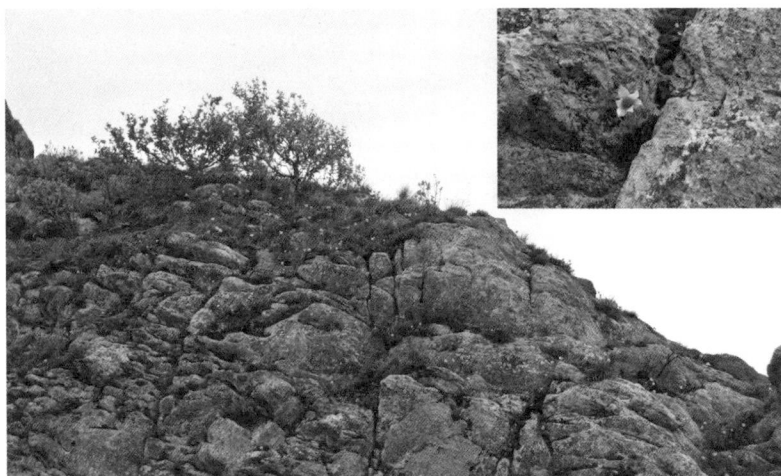

图2-1 岩生白头翁生长环境（见附图1、附图2）

表2-1 岩生白头翁和白头翁的形态特征比较

形态	白头翁	岩生白头翁
根和根茎（直径）	0.8 ~ 1.5 cm	0.5 ~ 1 cm
植株（高度）	15 ~ 35 cm	9 ~ 20 cm
叶形	三全裂	三全裂
叶片	宽卵形， 4.5 ~ 14（-24）× 6.5 ~ 16（-25）cm， 背面具厚柔毛， 正面无毛	长卵形， 2 ~ 3.5 × 1.5 ~ 3 cm， 背面疏生长柔毛， 正面无毛
花	单生，直立	单生，直立
萼片	6， 紫色， 长圆状卵形， 2.8 ~ 4.4 × 0.9 ~ 2 cm	6 ~ 12， 腹面近白色，背面为浅蓝紫， 长圆状卵形， 1.5 ~ 2.5 × 0.4 ~ 1.4 cm
宿存花柱	长3.5 ~ 6.5 cm	长2 ~ 2.5 cm
瘦果	长3.5 ~ 4 mm	长2.5 ~ 3 mm
花粉	三沟型	散孔型

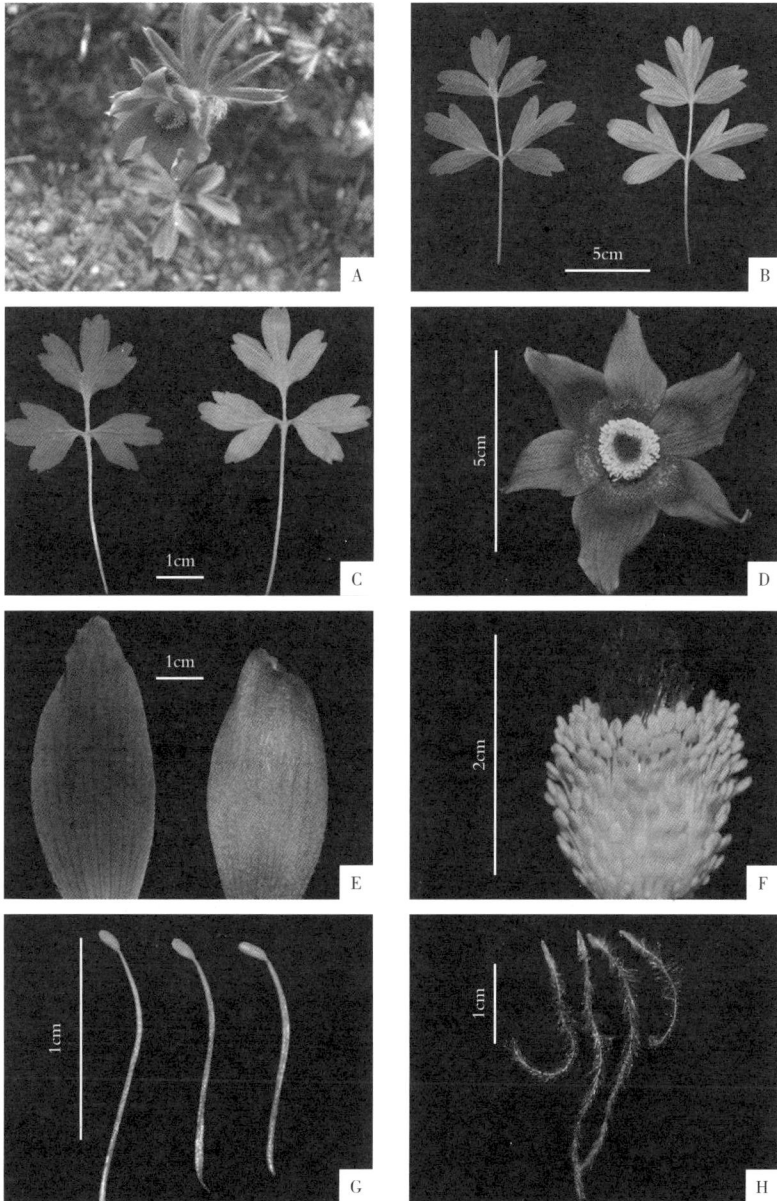

图2-2　白头翁植物不同部位形态特征

A. 植株；B. 成熟叶片；C. 开花时叶片；D. 花；E. 花萼片；F. 去掉花萼片的花；G. 雄蕊；H. 带宿
存花柱的瘦果（见附图3）

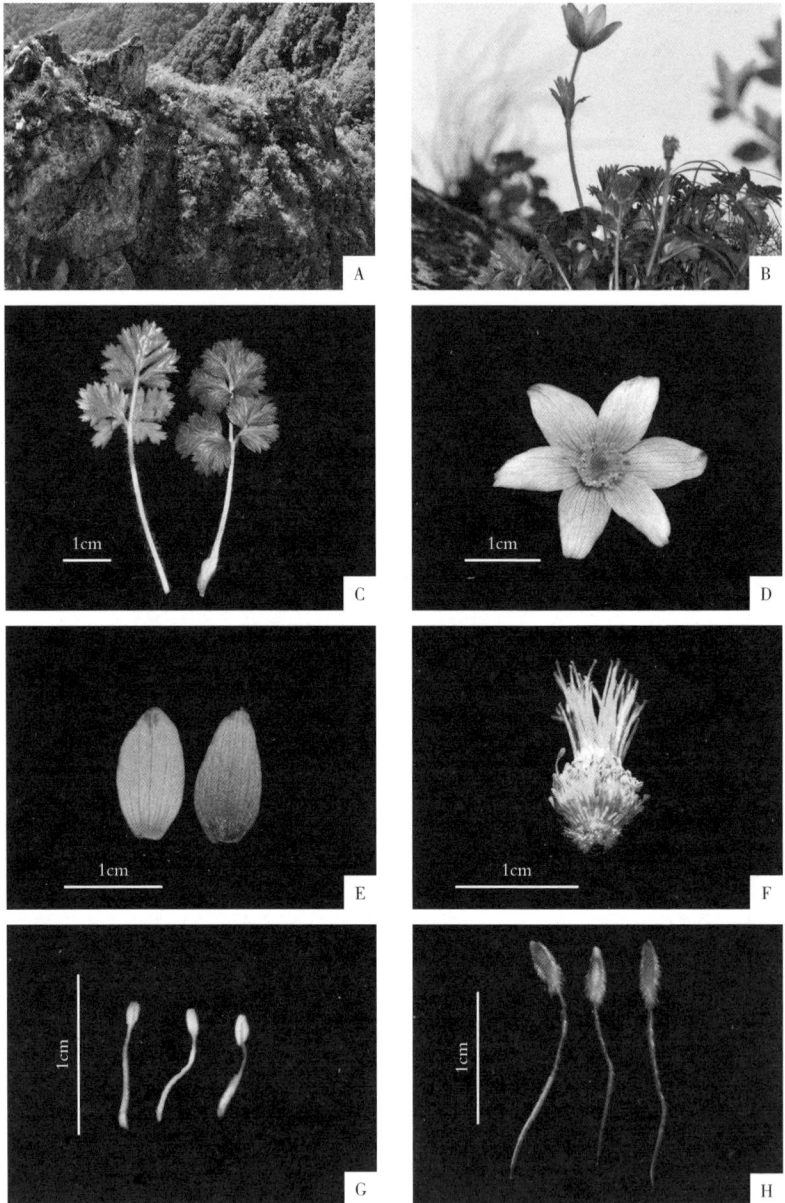

图2-3　岩生白头翁植物不同部位形态特征

A. 生境；B. 植株；C. 成熟叶片；D. 花；E. 花萼片；F. 去掉花萼片的花；G. 雄蕊；H. 带宿存花柱
的瘦果（见附图4）

确定其为白头翁属一新种。

　　根据植物生境特征，将其命名为岩生白头翁（图2-4）。

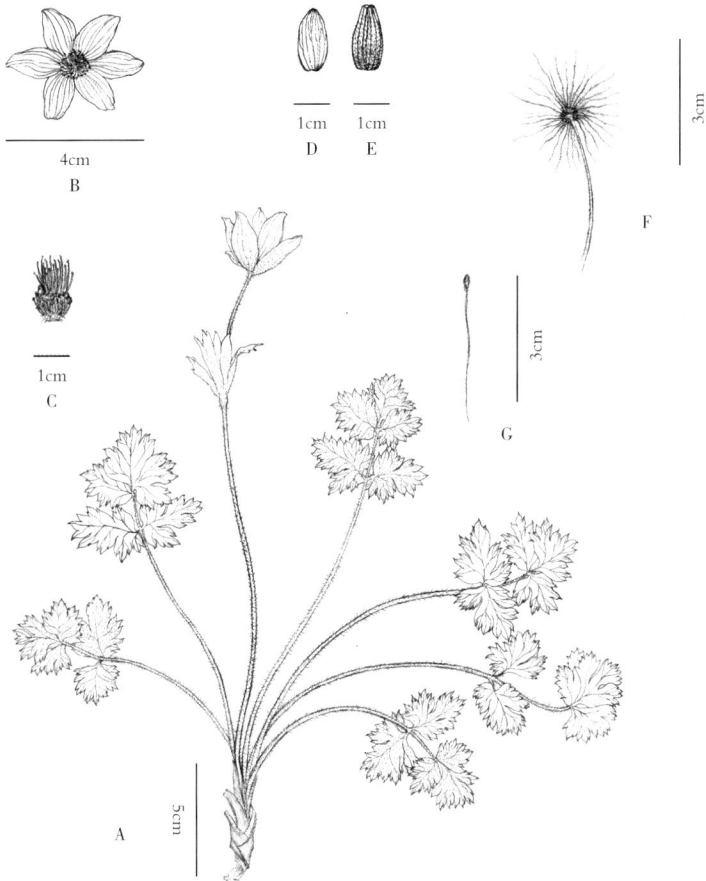

图2-4　岩生白头翁植物墨线图

A. 植株；B. 花；C. 去掉萼片的花；D. 花萼片腹面；E. 花萼片背面；F. 聚合果；G. 带宿存花柱的瘦果

岩生白头翁——*Pulsatilla saxatilis* **L. Xu & T.G. Kang, sp. nov.**

2022年首发：Tingting Zhang, Shumei Zhang, Liang Xu, et al. *Pulsatilla saxatilis*(Ranunculaceae), a new species from north-east China[J]. Phytotaxa, 2022, 539(2): 195-202.

二、岩生白头翁的形态特征和孢粉学特征

多年生草本，植株高9～20 cm。根状茎直径0.5～1 cm。基生叶6～12，叶片卵形，2～3.5×1.5～3 cm，三全裂或近三出羽状裂。中央小叶具长叶柄，长0.5～2 cm，心形，三全裂，中央裂片具柄且三深裂，末回裂片楔形，宽0.3～0.6 cm，边缘2或3齿；侧裂片三深裂，无柄或近无柄，背面疏生长柔毛，正面无毛；叶柄2～7.5 cm，密被白色长柔毛。花葶1或2，偶有3，直立，被白色长柔毛。苞片3或4，长1～2.4 cm，基部合生呈筒状，顶端掌状3裂，顶端掌状裂片披针形，背面密被长柔毛。花直立，直径2～4 cm；花萼片6～12，腹面近白色，背面为白色至浅蓝紫色渐变，基部颜色最深，长卵圆形，1.5～2.5×0.4～1.4 cm，背面被微柔毛；雄蕊多数，长约萼片的1/2；心皮多数，花柱黄绿色，柱头淡紫色。瘦果长2.5～3 mm，具长柔毛。宿存花柱长2～2.5 cm，疏生长柔毛。花期5月，果期6月，见图2-5～图2-7。

扫描电子显微镜下花粉粒形态显示，岩生白头翁花粉粒为散孔型，明显区别于白头翁的三沟型。花粉形态也为该种群作为白头翁属新种提供了强有力的支持，见图2-8。

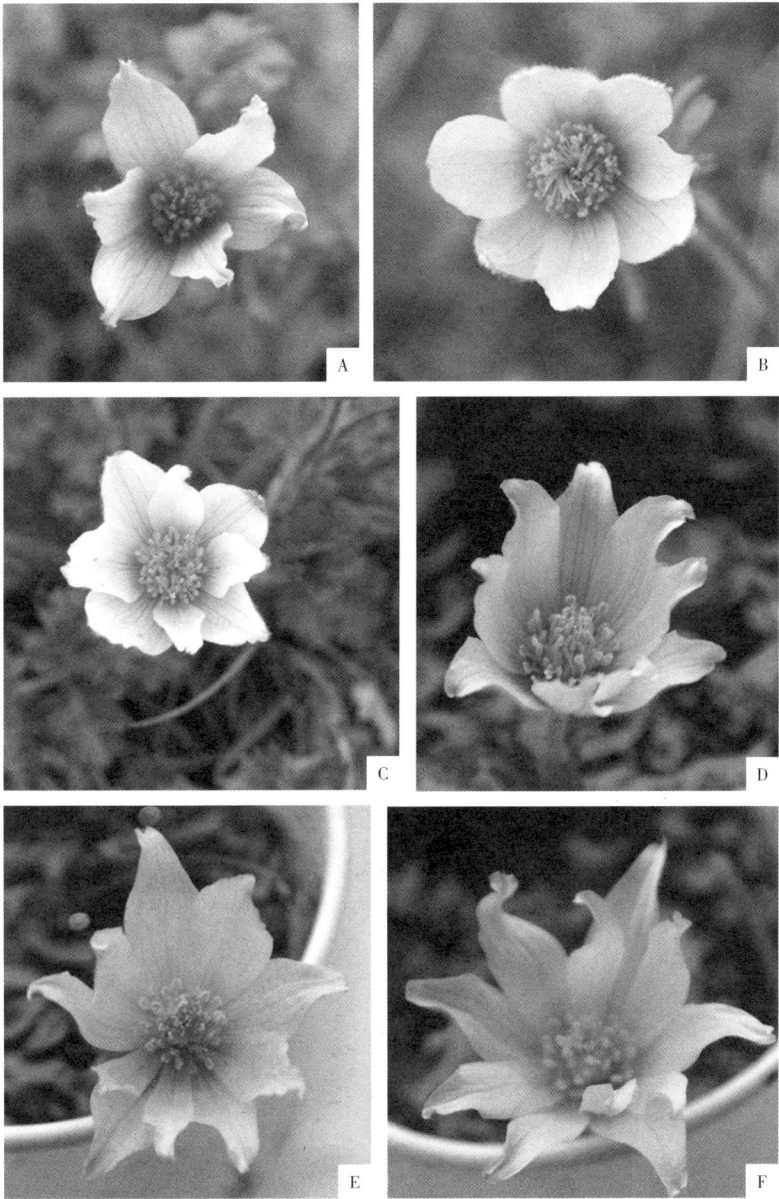

图2-5　岩生白头翁花萼片组图

A. 6枚花萼片；B. 7枚花萼片；C. 8枚花萼片；D. 9枚花萼片；E. 10枚花萼片；F. 11枚花萼片（见附图5）

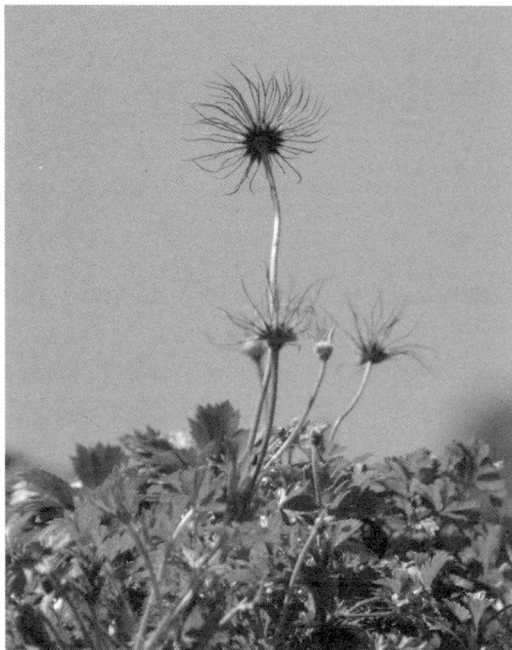

图2-6　岩生白头翁果期图片（见附图6）

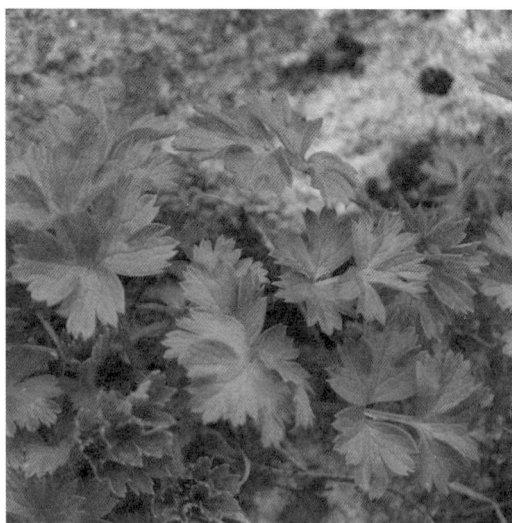

图2-7　岩生白头翁叶片形态

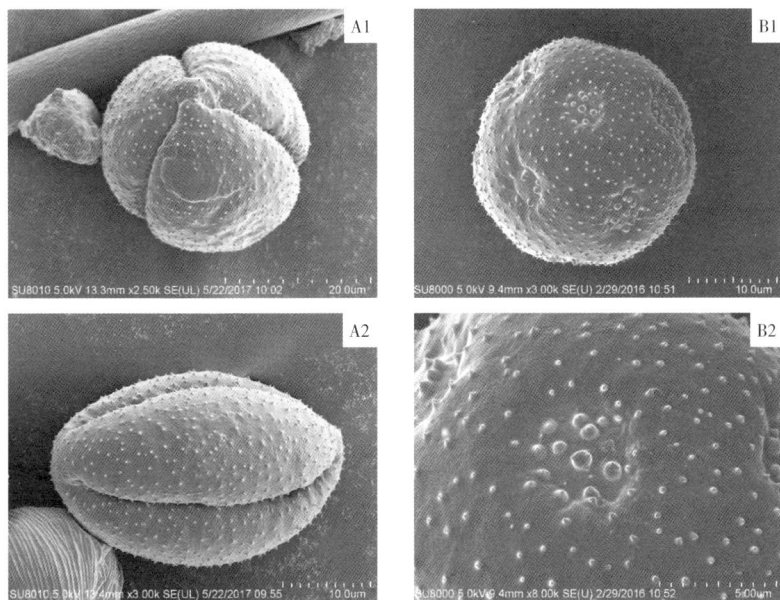

图2-8　白头翁和岩生白头翁植物花粉粒对比图

A1、A2为白头翁的三沟型花粉粒；B1、B2为岩生白头翁的散孔型花粉

三、岩生白头翁的叶绿体基因组分析

通过采集新鲜的岩生白头翁叶片，对岩生白头翁的叶绿体基因组进行了组装和注释。结果显示岩生白头翁的叶绿体为典型的四分体结构，包含两个反向重复序列IRA与IRB，将整个基因组分成了4个部分，余下的分别为LSC大单拷贝区与SSC小单拷贝区。叶绿体基因组长度为162 659 bp，GC含量为37.5%，编码134个基因。其中，蛋白编码基因90个、rRNA基因8个、36个tRNA。$trnK$-UUU、$rps16$、$trnG$-UCC、$atpF$、$rpoC1$、$trnL$-UAA、$trnV$-UAC、$petB$、$petD$、$rpl16$、$rpl2$、$ndhB$、$trnI$-GAU、$trnA$-UGC、$ndhA$基因各含有一个内含子，$clpP$、$ycf3$基因含有两个内含子、$rps12$基因存

在反式剪接情况。叶绿体基因组图谱及编码基因内容见图2-9和表2-2。

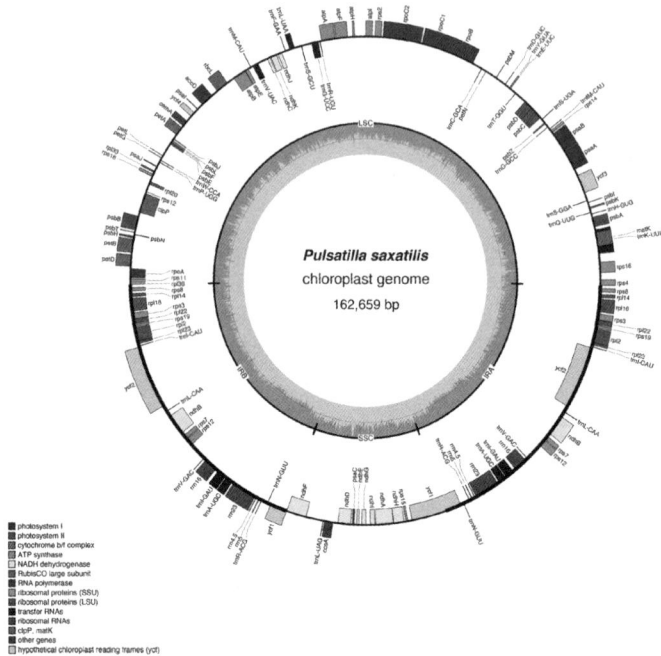

图2-9　岩生白头翁全叶绿体基因组图

表2-2　岩生白头翁叶绿体基因组特征

类别	基因功能	基因名称
光合作用	ATP合成酶亚基（6）	*atp*A, *atp*B, *atp*E, *atp*F*, *atp*H, *atp*I
	NADH脱氢酶亚基（12）	*ndh*A*, *ndh*B*#, *ndh*C, *ndh*D, *ndh*E, *ndh*F, *ndh*G, *ndh*H, *ndh*I, *ndh*J, *ndh*K
	细胞色素亚基（6）	*pet*A, *pet*B*, *pet*D*, *pet*G, *pet*L, *pet*N
	光系统 I 的亚单位（5）	*psa*A, *psa*B, *psa*C, *psa*I, *psa*J
	光系统 II 的亚单位（15）	*psb*A, *psb*B, *psb*C, *psb*D, *psb*E, *psb*F, *psb*H, *psb*I, *psb*J, *psb*K, *psb*L, *psb*M, *psb*N, *psb*T, *psb*Z

类别	基因功能	基因名称
转录与翻译	核糖体的大亚基（13）	$rpl2$*#, $rpl14$#, $rpl16$*#, $rpl20$, $rpl22$#, $rpl23$#, $rpl33$, $rpl36$
	DNA依赖的RNA聚合酶（4）	$rpoA$, $rpoB$, $rpoC1$*, $rpoC2$
	核糖体的小亚基（17）	$rps2$, $rps3$#, $rps4$, $rps7$#, $rps8$#, $rps11$, $rps12$*#1, $rps14$, $rps15$, $rps16$*, $rps18$, $rps19$#
	rRNA基因（8）	$rrn4.5$#, $rrn5$#, $rrn16$#, $rrn23$#
	tRNA基因（36）	$trnA$-UGC*#, $trnC$-GCA, $trnD$-GUC, $trnE$-UUC, $trnF$-GAA, $trnG$-GCC, $trnG$-UCC*, $trnH$-GUG, $trnI$-CAU*#, $trnI$-GAU#, $trnK$-UUU*, $trnL$-CAA#, $trnL$-UAA*, $trnL$-UAG, $trnM$-CAU, $trnM$-CAU, $trnN$-GUU#, $trnP$-UGG, $trnQ$-UUG, $trnR$-ACG#, $trnR$-UCU, $trnS$-GCU, $trnS$-GGA, $trnS$-UGA, $trnT$-GGU, $trnV$-GAC#, $trnV$-UAC*, $trnW$-CCA, $trnY$-GUA
其他	RuBisCO的亚基（1）	rbcL
	乙酰辅酶a羧化酶的亚基（1）	$accD$
	c型细胞色素合成基因（1）	$ccsA$
	包膜蛋白（1）	$cemA$
	蛋白酶（1）	clpP**
	成熟酶（1）	matK
未知功能	保守的开放阅读框（6）	$ycf1$#, $ycf2$#, $ycf3$**, $ycf4$

注：*为含有一个内含子的基因；**为含有两个内含子的基因；#为在IR区有两个拷贝的基因，1为基因存在反式剪接情况。

利用全叶绿体基因组以人参和委陵菜为外群，构建了10种白头翁属植物和另外13种毛茛科植物的系统发育树（图2-10）。筛选出最佳氨基酸替代模型为GTR+F+I+G4。系统发育树生成了22个节点，其中大部分节点具有完美的自举值和贝叶斯后概率支持。最大似然（ML）系统发育树的结果如图中所示，贝叶斯推理树的拓扑结构与ML树的拓扑结构一致。岩生白头翁 *P. saxatilis* 与钟萼白头翁 *P. campanella* 形成姐妹类群，而在形态上最相似的白头翁 *P. chinensis*，在系统发育上处于较远的位置。结合形态特征比较，系统发育结果进一步证实了岩生白头翁是一个独立的新种。

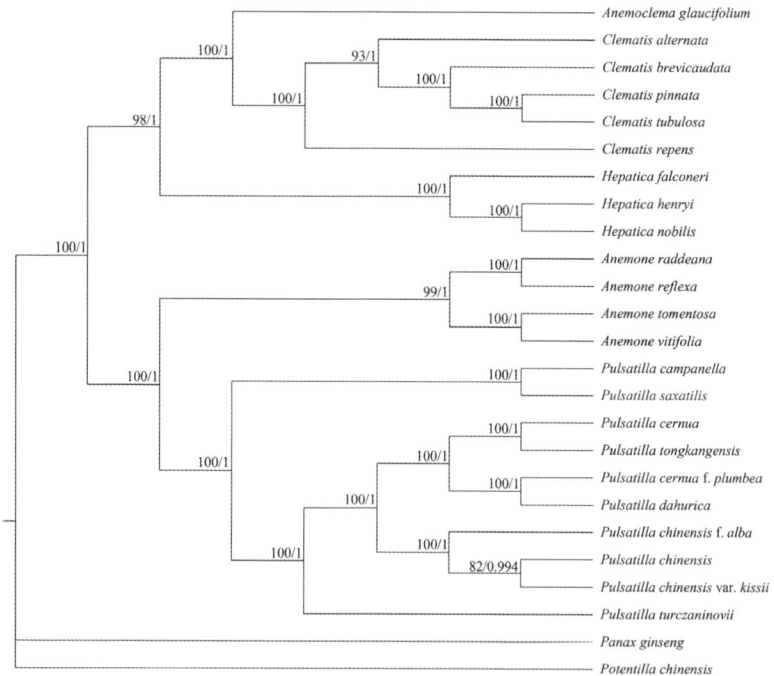

图2-10 基于完整叶绿体基因组序列的最大似然法（ML）和贝叶斯推断方法构建的岩生白头翁及其余24个物种的系统发育树（分支上的数字表示ML的自举值/贝叶斯后验概率）

在白头翁属的10个物种的系统发育关系中，白头翁*P. chinensis*及其变种金县白头翁*P. chinensis* var. *kissii*首先聚为一个分支，然后与其变型白花白头翁*P. chinensis* f. *alba*聚为一个分支，这一结果与后面基于形态学的分类结果一致。然而，灰花白头翁*P. cernua* f. *plumbea*未与朝鲜白头翁*P. cernua*聚在一支，而是与兴安白头翁*P. dahurica*聚为一支。初步分析，这一结果可能与对测试标本的形态学判断准确性有关。这一大分支包括中国分布的4种白头翁（*P. chinensis, P. cernua, P. dahurica*和*P. turczaninovii*），这4个物种的根作为"白头翁"药材的来源在省级及国家级的中药材标准中被收载。对白头翁属的系统发育关系分析，结合化学成分等分析结果，将为白头翁药材在中国的药用资源评价提供重要的参考信息。

岩生白头翁*P. saxatilis*与钟萼白头翁*P. campanella*在系统发育树上聚为一个分支，而与形态上最为相似的白头翁*P. chinensis*相距较远距离。钟萼白头翁的叶片近羽状裂；花在开花前和开花时花葶弯曲下垂呈点头状；萼片的颜色为蓝紫色。这些特点均与岩生白头翁存在明显差异。白头翁属植物的形态差异主要体现在花形态和叶片特征上。具有点头花和羽状裂叶的物种在系统发育上是由具有直立花和掌状裂叶的物种衍生而来的。

钟萼白头翁*P. campanella*分布在新疆西部，岩生白头翁*P. saxatlis*现发现于辽宁省，白头翁*P. chinensis*广泛分布于东北（含辽宁）、华北、四川等地。白头翁属花粉粒的萌发孔有4种类型，分别为三沟型、散沟型、散孔型和二型（三沟型和二沟型）花粉类型。其中，白头翁*P. chinensis*为三沟型，钟萼白头翁*P. campanella*和岩生白头翁*P. saxatlis*为散孔型。各类型的演化趋势为：三沟型

→散沟型→散孔型。从花粉粒类型角度也更支持钟萼白头翁和岩生白头翁的亲缘关系更近。要明确岩生白头翁的近缘物种和其在白头翁属植物中的系统发育位置，还需要后续进一步收集更多的白头翁属叶绿体基因组和核基因组数据进行分析验证。

四、岩生白头翁的药用价值和濒危等级研究

岩生白头翁的形态性状及药用部位特征与其他白头翁属植物相似，且我国分布的该属植物在地方标准和地方用药中均有药用记载。根据现代药用植物亲缘学原理，亲缘相近的物种其化学成分结构也往往十分相似，具有相似的药理作用和功效。岩生白头翁与白头翁、朝鲜白头翁、钟萼白头翁等同属已知的药用植物亲缘关系相近，其药用部位性状与常用的药材性状基本一致，性味功效相当。

针对岩生白头翁的干燥根采用超高效液相色谱-串联四极杆飞行时间质谱（UPLC-Q-TOF-MS^E）进行分析，鉴定出40个化合物。主要包括糖类（及糖的γ-内酯酮衍生物）、三萜皂苷类及少量的其他类成分。主要成分为三萜皂苷类，含量较多且种类丰富，共鉴定到26个三萜皂苷（含三萜）类成分。主要有23-羟基白桦酸；常春藤皂苷元；常春藤皂苷元-3-O-β-D-吡喃葡萄糖基-（1→3）-β-D-吡喃葡萄糖-（1→2）［β-D-吡喃葡萄糖-（1→4）］-α-L-阿拉伯吡喃糖-28-O-α-L-鼠李糖吡喃糖-（1→4）-β-D-吡喃葡萄糖-（1→6）-β-D-吡喃葡萄糖苷酯；3-O-β-D-吡喃葡萄糖基-（1→2）-α-L-吡喃阿拉伯糖基-常春藤皂苷元 28-O-α-L-吡喃鼠李糖基-（1→4）-β-D-吡喃葡萄糖

基–（1→6）–β–D–吡喃葡萄糖酯苷。初步推测其药用部位具有与白头翁药材相似的清热解毒、抗炎杀虫等功效。

白头翁属植物主要分布于欧洲和亚洲。中国范围内白头翁属野生植物有12种。其中岩生白头翁为中国特有种。白头翁属植物的生境差异较大，包括山地、草坡、林下山坡、沙坡、岩石草坡等。岩生白头翁目前仅发现分布在辽宁省丹东市凤城白云山海拔1 100 m以上的峭壁岩石，分布区域狭小，资源量仅200余株。根据IUCN的标准进行濒危等级评估，符合的评估项在表2–3中最后一列

表2–3　岩生白头翁的野生资源濒危等级评估

评估指标	评估结果	IUCN相关评价标准	符合等级
分布区	0.003 km²	B. 符合B1（分布区）、B2（占有面积）其中之一或同时符合两者的地理范围： 1. 估计一分类单元的分布区少于100 km²，并且估计符合以下a–c中的任何两条： 　a. 严重分割或者已知只有一个地点； 　b. 观察、推断或者设想以下任何一方面持续衰退： 　　（i）分布区 　　（ii）占有面积 　　（iii）栖息地的面积、范围和/或质量 　　（iv）地点或亚种群的数目 　　（v）成熟个体数； 　c. 以下任何一方面发生极度波动： 　　（i）分布区 　　（ii）占有面积 　　（iii）地点或亚种群的数目 　　（iv）成熟个体数。	极危 B1ab（v）

评估指标	评估结果	IUCN相关评价标准	符合等级
占有面积	4×10^{-7} km^2	B. 符合B1（分布区）、B2（占有面积）其中之一或同时符合两者的地理范围： 2. 估计一分类单元的占有面积少于10 km^2，并且估计符合以下a-c中的任何两条： 　a. 严重分割或者已知只有一个地点； 　b. 观察、推断或者设想以下任何一方面持续衰退： 　（i）分布区 　（ii）占有面积 　（iii）栖息地的面积、范围和或质量 　（iv）地点或亚种群的数目 　（v）成熟个体数； 　c. 以下任何一方面发生极度波动： 　（i）分布区 　（ii）占有面积 　（iii）地点或亚种群的数目 　（iv）成熟个体数。	极危 B2ab（v）
成熟个体数	200~250棵	C. 估计种群的成熟个体数少于250棵，并且符合如下任何一条标准： 　1. 预计今后3年或者一个世代内（取更长的时间，最大值为100年），成熟个体数将持续至少减少25%，或者 　2. 观察、设想或者推断成熟个体数和种群结构以如下任何一种形式（a-b）持续衰退： 　a. 种群结构符合以下任何一条 　（i）估计不存在成熟个体数超过50的亚种群，或者 　（ii）至少90%的成熟个体存在于一个亚种群中； 　b. 成熟个体数极度波动。	极危 C2a（ii）
地点或亚种群数目	1	亚种群是种群在地理上或者其他方面被分割的群体，各亚种群之间很少发生交流	—

列出。最终评估为极危（CR）物种。岩生白头翁分布区域相对狭窄，生长所需生态环境特殊，存在一定人为破坏隐患，建议进行生态保护，在当地建立自然保护区。且岩生白头翁植物的繁殖能力较差，其成熟种子的饱满度和萌发率均较低。

第三章　中国白头翁属植物分类

白头翁属植物为多年生草本，有根状茎，常有长柔毛。叶均基生，有长柄，掌状或羽状分裂。花葶有总苞，苞片3，分生，有柄，或无柄，基部合生成筒状，前端掌状细裂。花单生花葶顶端，两性。萼片常5或6，或多数，花瓣状，卵形、狭卵形或椭圆形，蓝紫色或黄白色；雄蕊多数，花药椭圆形，花丝狭线形，有1条纵脉，雄蕊全部发育或最外层的转变成小的退化雄蕊；心皮多数，子房有1颗胚珠，花柱长，丝形，有柔毛。聚合果球形；瘦果小，近纺锤形，有柔毛，宿存花柱强烈增长，羽毛状。

世界范围内白头翁属植物主要分布于欧洲和亚洲，据《中国植物志》记载约43种。2022年本课题组发表了新种岩生白头翁。目前，我国有12种（2个特有种），分布区域为黑龙江、吉林、辽宁、内蒙古、河北、山东、山西、河南、安徽、江苏、陕西、甘肃、新疆、青海、四川西部、云南东北部等。

本属植物多含白头翁皂苷类成分，多种可供药用，治疗溃疡性结肠炎或痢疾等症，也常做兽药使用。

1. 紫蕊白头翁

Pulsatilla kostyczewii (Korshinsky) Juzepczuk, Fl. URSS. 7: 288. 1937.

Anemone kostyczewii Korshinsky, Zap. Imp. Akad. Nauk. Fiz.–Mat. Otd. 4(4): 88. 1896.

植株高约14 cm。基生叶约4；叶柄约3 cm，疏生白色微柔毛；叶片1.2～2×3～4 cm，三全裂，2或3回细裂，疏生白色微柔毛；除末回裂片之外所有小叶具叶柄；末回裂片狭线型，宽约0.5 mm，当完全展开时边缘外卷。花葶疏生白色微柔毛；总苞片1.6～2 cm，掌状全裂成线形裂片，具厚柔毛。花约5 cm直径。花梗长约6 cm，被微柔毛。萼片6，紫红色，倒卵形到椭圆形，2～2.5×1.2～1.8 cm，外面被微柔毛，先端圆形到钝尖。雄蕊4～10 mm；无退化雄蕊。花丝紫色；花药紫色，狭椭圆形，约1.2 mm，先端圆形。雌蕊厚具柔毛。花期6月。主要分布在草坡，海拔约2 900 m。分布区域为新疆西部（天山南侧）〔吉尔吉斯斯坦，塔吉克斯坦〕，见图3-1。

紫蕊白头翁植物自标本记载1973年新疆乌恰县发现我国新纪录后，中国境内暂未有新的发现记录和标本采集。

2. 白头翁

Pulsatilla chinensis (Bunge) Regel, Tent. Fl.–Ussur. 5. 1861.

Anemone chinensis Bunge, Enum. Pl. China Bor. 2. 1833.

植株高15～35 cm。根状茎直径约0.8～1.5 cm。基生叶4～5，在开花时还未完全发育；叶柄7～15 cm，密被长柔毛；叶片宽卵形，4.5～14（–24）×6.5～16（–25）cm，三全裂，背面具厚柔毛，正面无毛，边缘全缘或有齿；中全裂片有柄或近无柄，宽卵

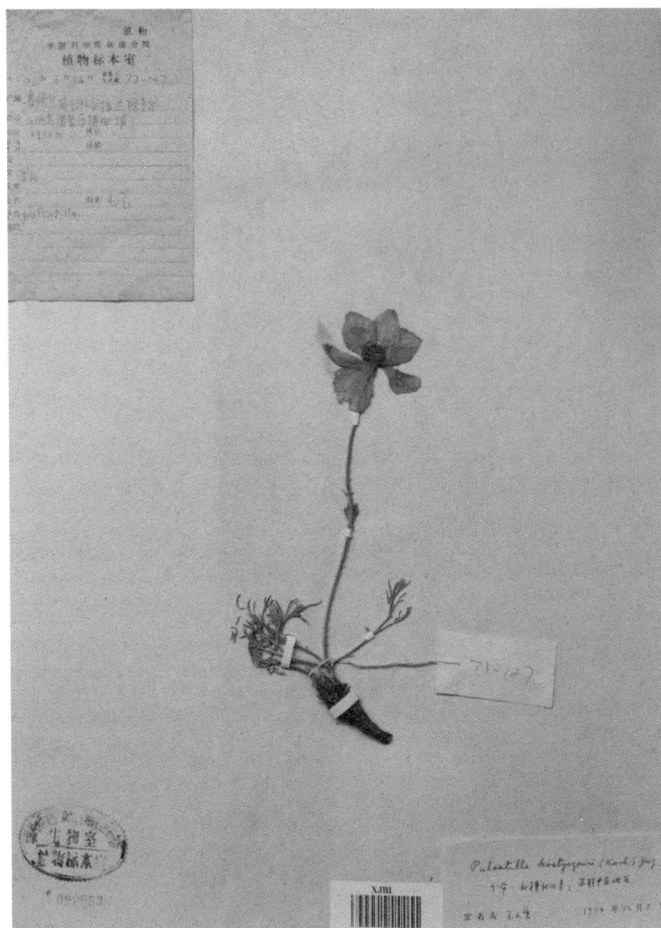

图3-1　紫蕊白头翁标本图（拍摄于中国科学院新疆生态与地理研究所标本馆）

形，三深裂，中央裂片倒卵形。侧全裂片不等二浅裂，无柄或近无柄；花葶1（或2），2.5～5.5 cm，在果期伸长至23 cm，有微柔毛；苞片被微柔毛，基部合生成3～10 mm的筒状，顶部掌状三浅裂，每裂片线形，边缘全缘或者三浅裂。花直立，萼片紫色，长圆状卵形，2.8～4.4×0.9～2 cm，背面被微柔毛。雄蕊长约萼片的1/2；花药黄，聚合果直径9～12 cm。瘦果3.5～4 mm，纺锤形，扁，疏生微柔毛。宿存花柱3.5～6.5 cm。花期4—5月，果期6—7月。主要分布在林缘，斜坡，海拔为200～3 200 m。分布区域为安徽，甘肃南部，河北，黑龙江，河南，湖北，江苏，吉林，辽宁，内蒙古，青海东部，陕西，山东，山西，四川西部［朝鲜，俄罗斯（远东）］，见图3-2、图3-3。

白头翁*Pulsatilla chinensis*为《中华人民共和国药典》收载的唯一药用品种。

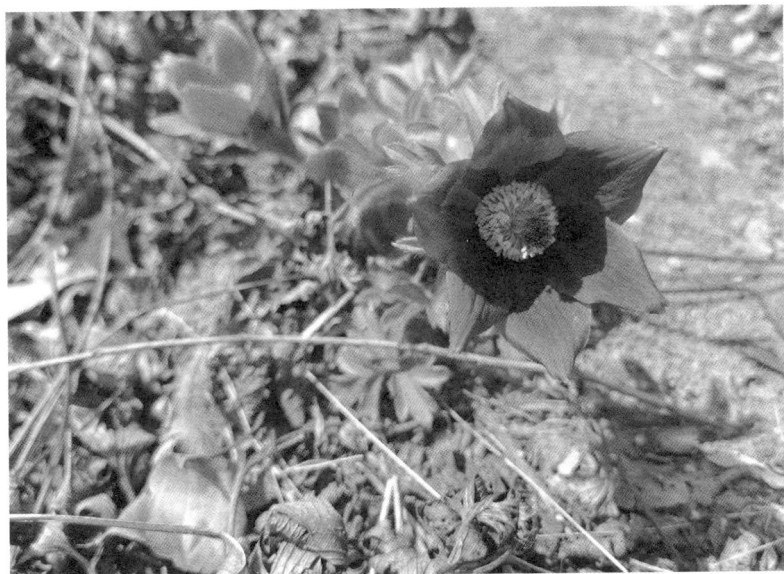

图3-2 白头翁植物图（拍摄于辽宁大连，见附图7）

2b. 金县白头翁

Pulsatilla chinensis var. *kissii* (Mandl) S. H. Li et. H. Huang. 东北草本植物志. 3: 162. 1975.

P. kissii Mandl in Oesterr. Bot. Zeitschr. 178. 1922.

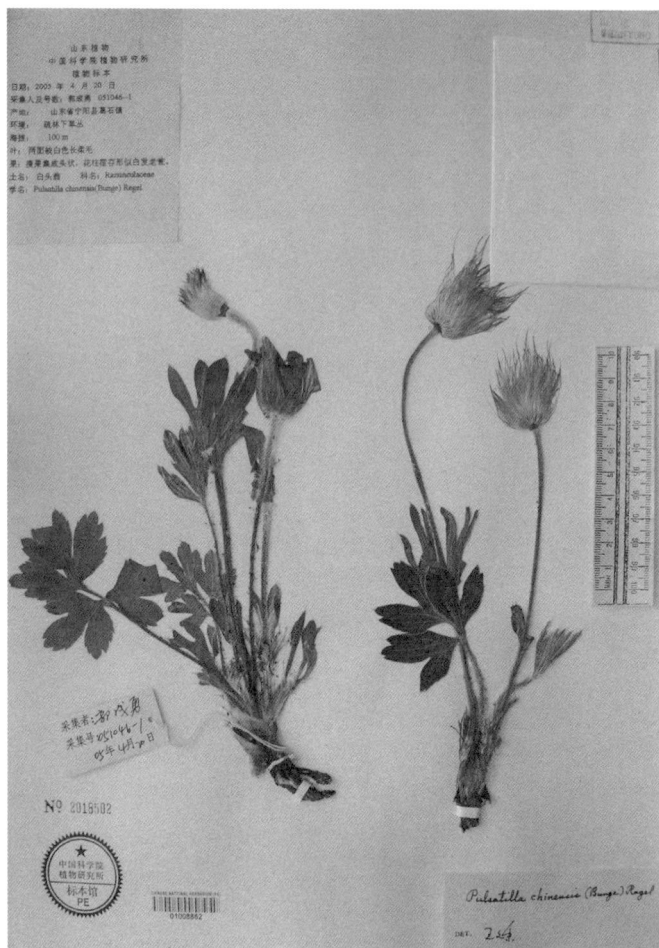

图3-3　白头翁标本图（拍摄于中国科学院植物研究所标本馆）

与白头翁的区别：叶三出羽状分裂，末回裂片较狭。

产辽宁金县。生于干山坡，见图3-4。

2c. 白花白头翁

P. chinensis f. *alba* D. K. Zang.

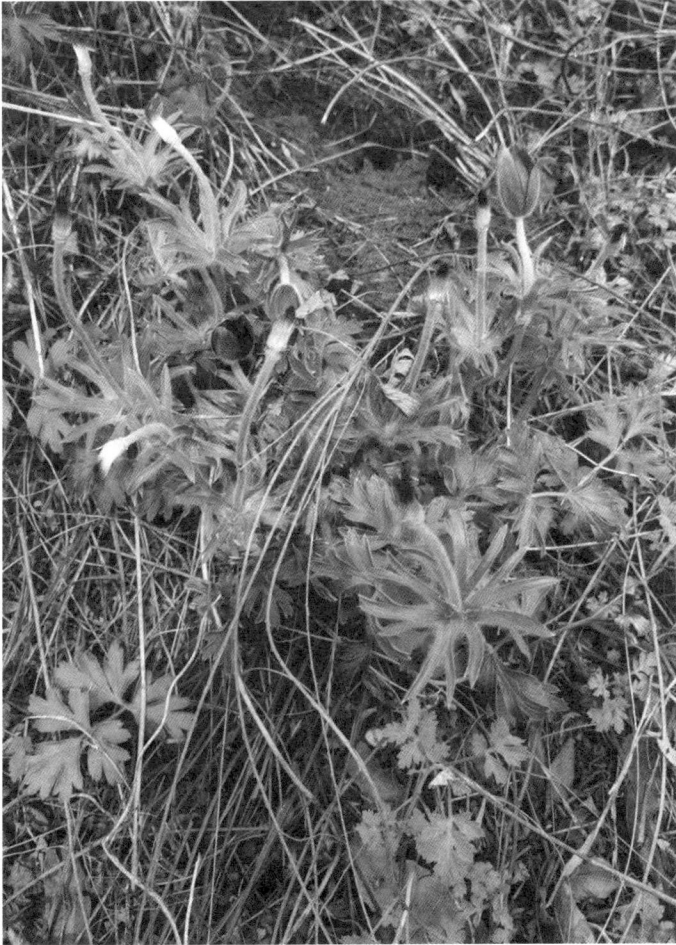

图3-4　金县白头翁植物图（拍摄于辽宁大连，见附图8）

本变型与原变型区别在于萼片及花柱均为白色，非蓝紫色。

山东：安丘县，温泉乡，海拔200 m，臧得奎、张兵94033（模式：存山东农业大学林学系标本室），93003（存中国科学院植物研究所标本室），93035，93009，见图3-5。

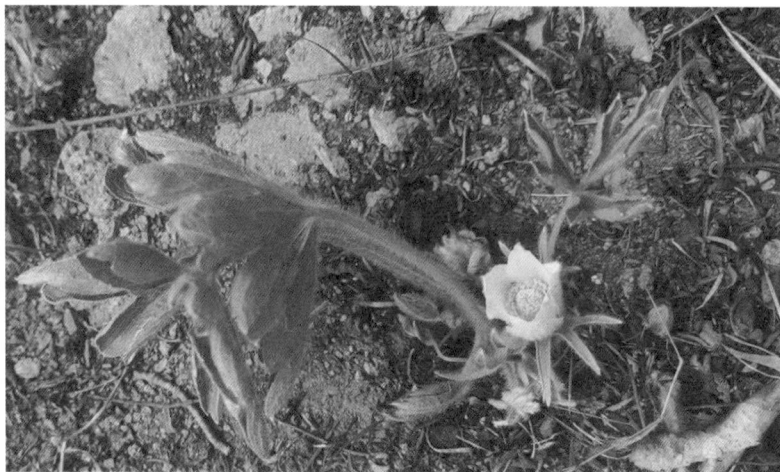

图3-5　白花白头翁植物图（拍摄于辽宁辽阳，见附图9）

2d. 多萼白头翁

P. chinensis f. *plurisepla* D. K. Zang.

本变型与原变型区别在于花为重瓣，萼片9～12（-15）片，分为6片，狭披针形或线状披针形，长4.0～5.0 cm，宽0.5～1.2 cm。

山东：安丘县，温泉乡，海拔200 m。臧得奎、张兵，93012，93013（模式：存山东农业大学林学系标本室），93014，93022（存中国科学院植物研究所标本室），93029。

3. 朝鲜白头翁

Pulsatilla cernua (Thunberg) Berchtold & Presl, Rostl. I. Ranuncul. 22. 1820.

Anemone cernua Thunberg in Murray, Syst. Veg., ed. 14, 510. 1784; *A. cernua* var. *koreana* Yabe ex Nakai.

Pulsatilla cernua var. *koreana* (Yabe ex Nakai) Y. N. Lee; *P. koreana* (Yabe ex Nakai) Nakai ex Mori.

植株高14~28 cm。根状茎长约10 cm，粗5~7 mm，在开花时还未完全发育；叶柄4.5~14 cm，具浓密的长柔毛；叶片卵形，3~7.8×4.4~6.5 cm，三全裂或近似羽状分裂，背面具厚柔毛，正面无毛，基部心形；侧生裂片无柄或近无柄，成羽状分裂，裂片无柄；中央裂片长叶柄，宽卵形，三深裂，最终裂片披针形或狭卵形，1.5~2.2 mm宽，顶端有齿。花葶2.5~6 cm，在果期伸长，具长毛；总苞片3~4.5 cm，背面被微柔毛，基部合生成0.8~1.2 cm筒状，顶端掌状的裂片线形，边缘全缘或者有点3浅裂。萼片紫红色到深紫色，长圆形到卵状长圆形，1.8~3×0.6~1.2 cm，背面被微柔毛，先端圆形到钝尖。雄蕊长约萼片的1/2；花药黄色，聚合瘦果直径6~8 cm。瘦果倒卵状长圆形，约3 mm，疏生微柔毛。宿存花柱约4 cm。花期4—5月，果期5—6月。主要分布在草坡。分布区域为黑龙江，吉林，辽宁，内蒙古［日本，朝鲜，俄罗斯（远东，西伯利亚东部）］，见图3-6、图3-7。

3b. 灰花白头翁

P. cernua f. *plumbea* J. X. Ji et Y. T. Zhao.

本变型与原变型之区别在于花灰色，较小，萼片长1.3~2.4 cm。

吉林：集安县，黄柏村，向阳山地路旁，石质地。

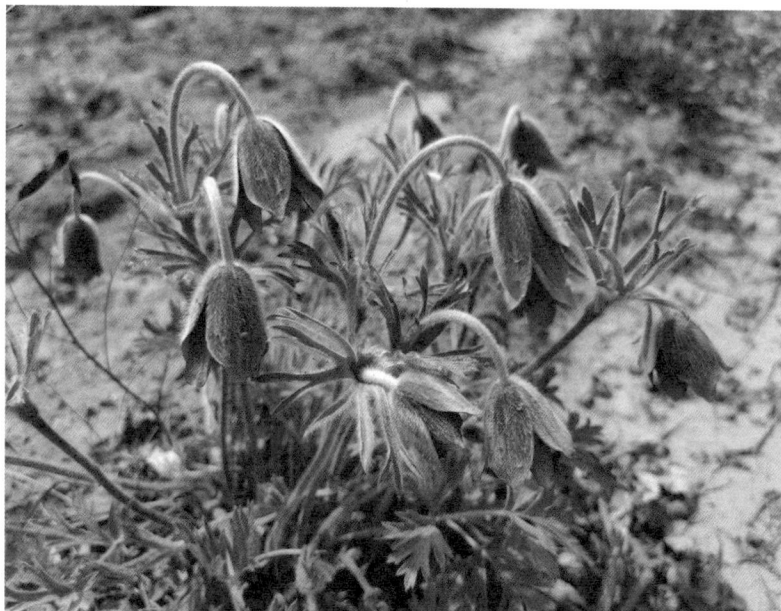

图3-6　朝鲜白头翁植物图（拍摄于辽宁中医药大学大连校区药草园，见附图10。附图11为朝鲜白头翁植物不同部位形态特征）

4. 兴安白头翁

Pulsatilla dahurica (Fischer ex de Candolle) Sprengel, Syst. Veg. 2: 663. 1825.

Anemone dahurica Fischer ex de Candolle, Prodr. 1: 17. 1824.

植株高25～40 cm。根状茎长可达16 cm，直径5～7 mm。基生叶7～9；叶柄长7～15 cm，具厚长柔毛；叶片卵形4.5～7.5×3～6cm，三全裂或近似羽状分裂，背面仅沿脉有毛，正面无毛，基部楔形；侧生小叶无柄或近无柄，不均匀三浅裂；中心小叶具小叶柄，三全裂至基部，侧向裂片二深裂，中央裂片有柄，深裂片狭楔形或宽线形，2～4 mm宽，边缘全缘或顶部有2或

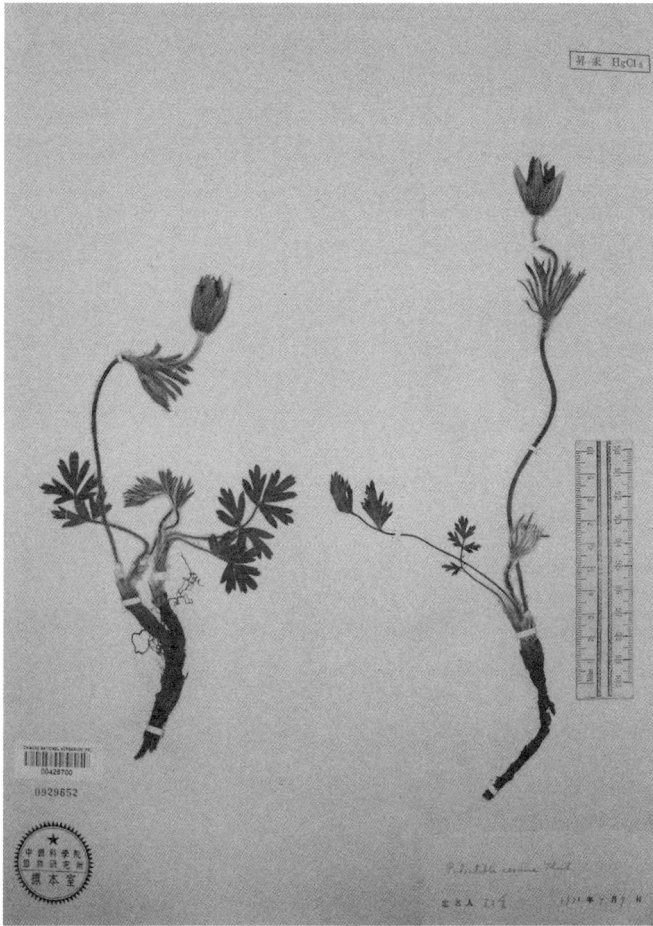

图3-7　朝鲜白头翁标本图（拍摄于中国科学院植物研究所标本馆）

3齿。花葶2~4，约7.5 cm，在果期伸长，有毛；总苞片4~5 cm，基部合生成筒状1.2~1.4 mm，顶端掌状裂片类似于基生叶裂片，背面被微柔毛。萼片浅紫色到蓝紫色，椭圆形，约2×0.5~1 cm，背面被微柔毛，顶端微钝。雄蕊约为萼片的1/2；花药黄，聚合果直径大约10 cm。瘦果狭倒卵形，长约3 mm，密被柔毛。宿存花柱长5~6 cm，有近平展的长柔毛。花期5—6月，果期6月。主要分布在草坡。分布区域为黑龙江，吉林，内蒙古［朝鲜，俄罗斯（远东，西伯利亚东部）］，见图3-8、图3-9。

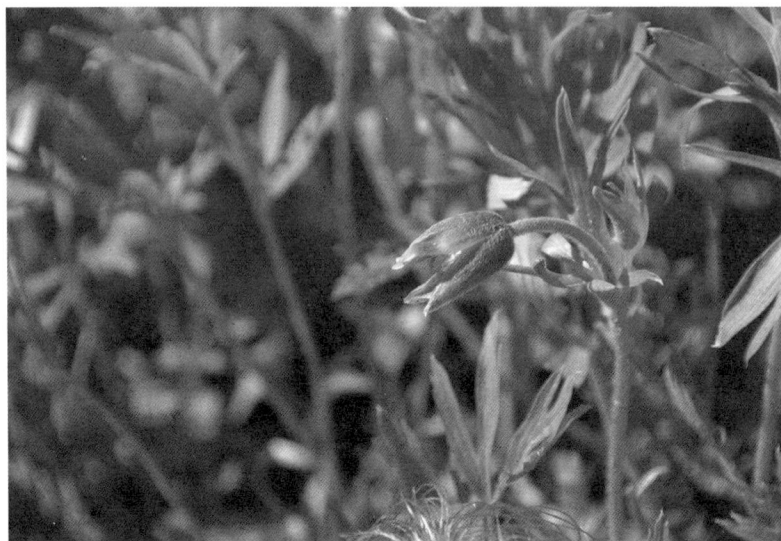

图3-8　兴安白头翁植物图（拍摄于黑龙江伊春，见附图12。附图13为兴安白头翁植物不同部位形态特征）

4b. 重瓣白头翁

P. dahurica f. *pleniflora* S. H. Li et Y. H. Huang.

本变型的主要特征是雄蕊及雌蕊呈花瓣状，紫色，多数，狭披针形，渐尖，被短毛。生于河滩草地，产于吉林省科尔沁右翼前旗索伦镇西洮儿河边。（《东北草本植物志》中有附图）。

4c. 白花兴安白头翁

P. dahurica f. *alba* H. W. Jen ex D. Z. Lu.

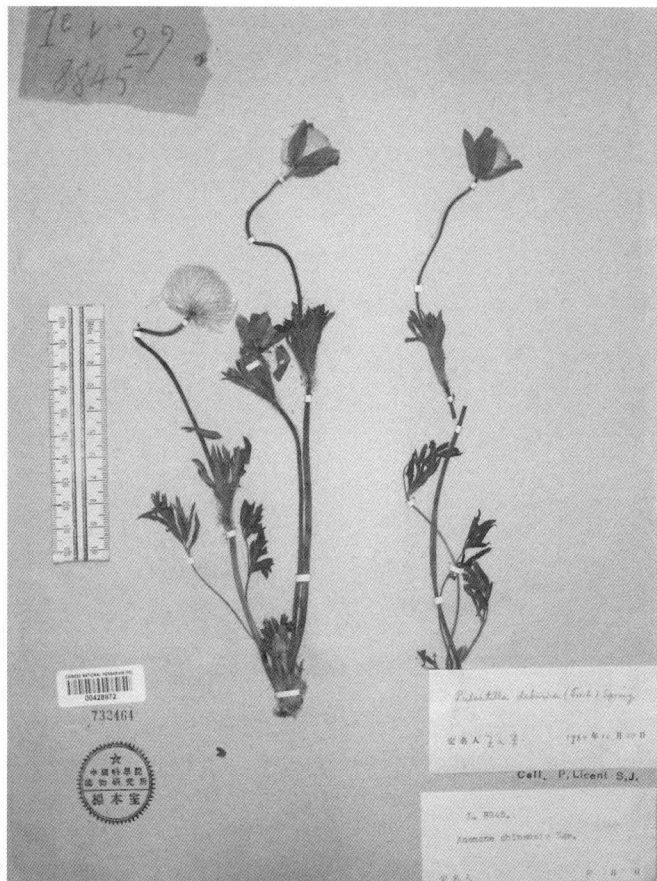

图3-9　兴安白头翁标本图（拍摄于中国科学院植物研究所标本馆）

本变型与原变型区别在于萼片为白色，非蓝紫色。

北京：东灵山江水河村，海拔1 400 m。任宪威，83004，1983，05.10，见图3-10。

5. 肾叶白头翁

Pulsatilla patens (Linnaeus) Miller, Gard. Dict., ed. 8, *Pulsatilla* no. 4. 1768.

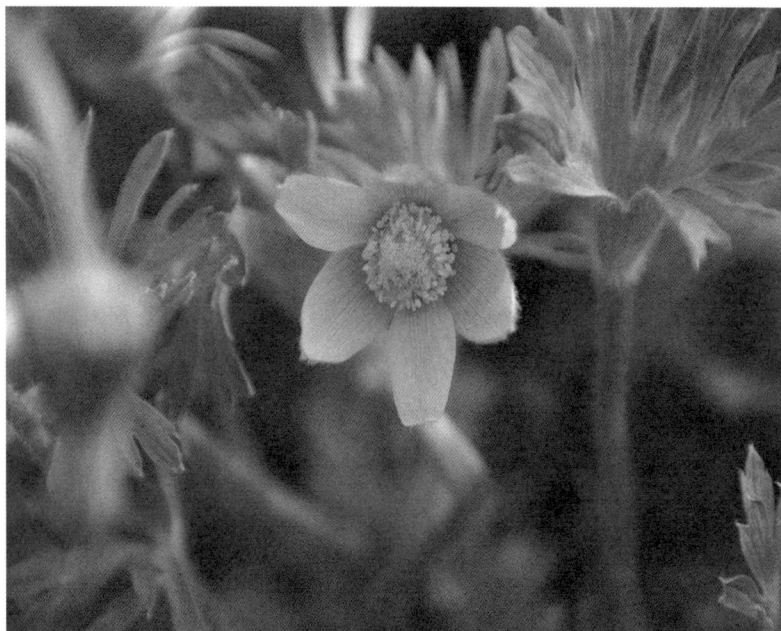

图3–10　白花兴安白头翁植物图（拍摄于吉林，见附图14）

植株高达40 cm。根状茎圆柱形，顶部常分枝。基生叶5，在开花时开始发育；叶柄5.5～15 cm，具厚长柔毛；叶片近肾形，圆卵形，或具5个角，2.5～7×4.5～11 cm，三全裂，背面具白色的毛，正面无毛，基部宽心形；侧生裂片近无柄，不均匀2裂；中心裂片近无柄或具1～4 mm小叶柄，三深裂，裂片全缘或多裂，末回裂片三角形到狭线形，2～3.5 mm宽。花葶直立，在果期伸长，具毛；总苞3.5～4.5 cm，基部合生成0.8～1.2 mm筒状，顶端掌状裂片狭线形，背面厚被微柔毛。萼片淡紫色到蓝紫色，很少乳白色到淡黄色（subsp. *flavescens*），长圆状卵形，约3.0×1.0 cm，里面无毛，外面疏生柔毛。花药黄，聚合果直径约5 cm。瘦果约5 mm，厚被微柔毛。宿存花柱2.8～4.8 cm。花期6—7月。主要分布在草坡，森

林下的山坡，海拔约1 100 m。分布区域为黑龙江，内蒙古北部，
新疆北部［哈萨克斯坦，蒙古，俄罗斯；欧洲北部，北美洲］。

1. 叶片裂片具1或2个次生裂片；叶片的末回裂片三角形、狭三角形或

　　三角形披针形⋯⋯⋯⋯⋯⋯⋯⋯⋯⋯⋯ 5a. subsp. *patens*肾叶白头翁

1. 叶片裂片细裂；末回裂片线形披针形到狭线形。

　　2. 萼片淡紫色到蓝紫色　⋯⋯⋯⋯⋯ 5b. subsp. *multifida*掌叶白头翁

　　2. 萼片乳白色至淡黄色　⋯⋯⋯⋯⋯ 5c. subsp. *flavescens*发黄白头翁

5a. 肾叶白头翁（原亚种）

Pulsatilla patens subsp. *patens*.

Anemone patens Linnaeus, Sp. Pl. 1: 538. 1753.

　　叶片近肾形，2.5～4.5×4.5～7 cm；中央小叶近无柄；叶片
裂片有1或2次级裂片，末回裂片三角形，狭三角形，或三角形披
针形。萼片淡紫色到蓝紫色。宿存花柱2.8～3 cm。主要分布在山
坡，海拔约1100m。分布区域为新疆北部［哈萨克斯坦，俄罗斯；
欧洲北部］，见图3-11、图3-12。

5b. 掌叶白头翁

Pulsatilla patens subsp. *multifida* (Pritzel) Zämels, Acta Hort. Bot. Univ.
Latv. 1 : 98. 1926.

　　Anemone patens Linnaeus var. *multifida* Pritzel, Linnaea. 15:581.1841;
Pulsatilla multifida (Pritzel).

　　Juzepczuk; *P. patens* var. *multifida* (Pritzel) S. H. Li & Y. H. Huang.

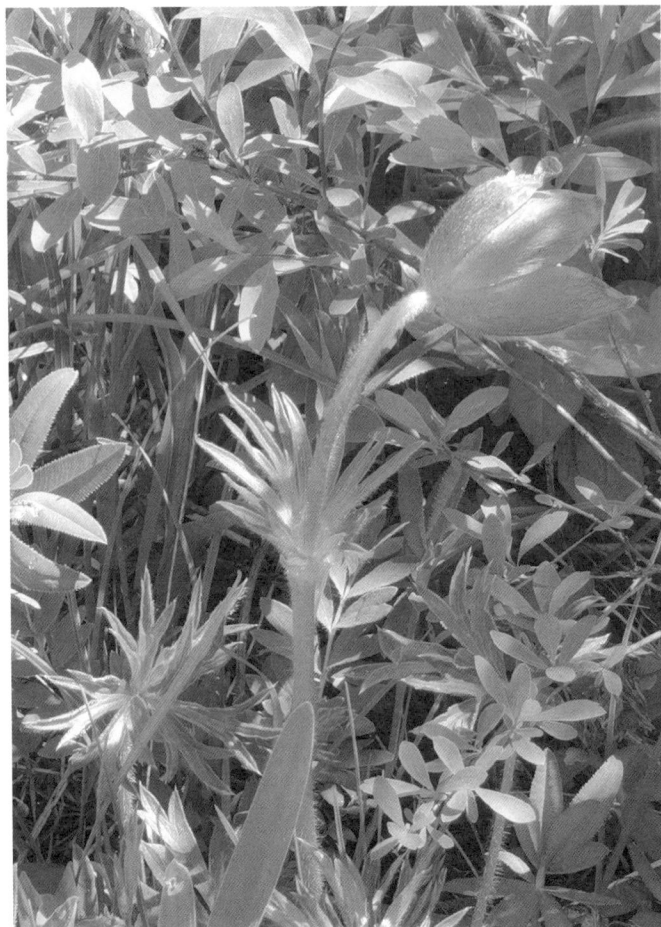

图3-11　肾叶白头翁植物图（拍摄于新疆阿勒泰，见附图15）

叶片圆卵形或五棱形，5.5～7×8～11 cm；中央小叶有0.6～1.4 cm的叶柄；叶片裂片细裂，末回裂片线形披针形到狭线形。萼片淡紫色到蓝紫色。宿存花柱3.5～4.8 cm。主要分布在草坡，林下山坡。分布区域为黑龙江，内蒙古北部，新疆北部［蒙古，俄罗斯；欧洲北部，北美］，见图3-13。

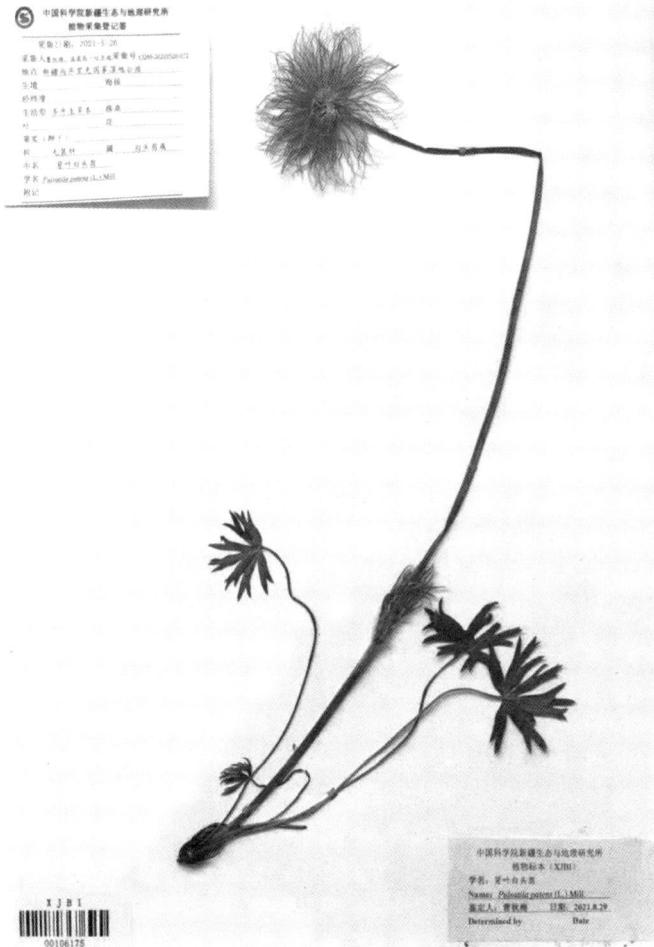

图3-12 肾叶白头翁标本图（拍摄于中国科学院新疆生态与地理研究所标本馆）

5c. 发黄白头翁

Pulsatilla patens subsp. *flavescens* (Zuccarini) Zämels, Acta Hort. Bot. Univ. Latv. 1 : 95. 1926.

Anemone flavescens Zuccarini, Regensb. Zeit. 1: 371. 1826; *P. flavescens* (Zuccarini) Juzepczuk.

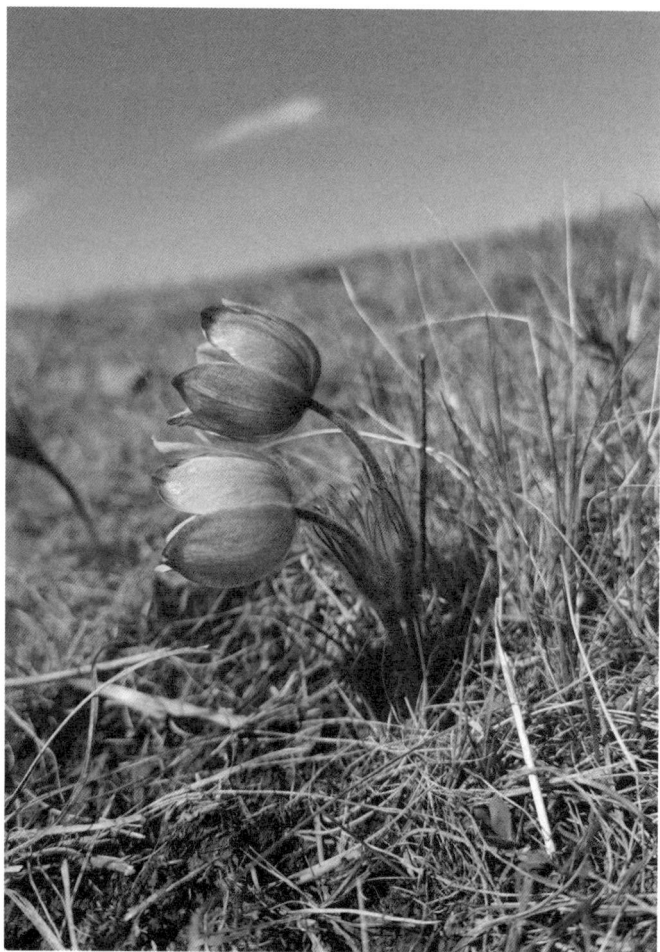

图3-13　掌叶白头翁植物图（拍摄于内蒙古呼伦贝尔，见附图16A）

叶片圆卵形或五棱形，5.5～7×8～11 cm；中央小叶有0.6～1.4 cm的叶柄；叶片裂片细裂，末回裂片线形披针形到狭线形。萼片乳白色至淡黄色。宿存花柱3.5～4.8 cm。分布区域为新疆北部［蒙古，俄罗斯东部］，见图3-14。

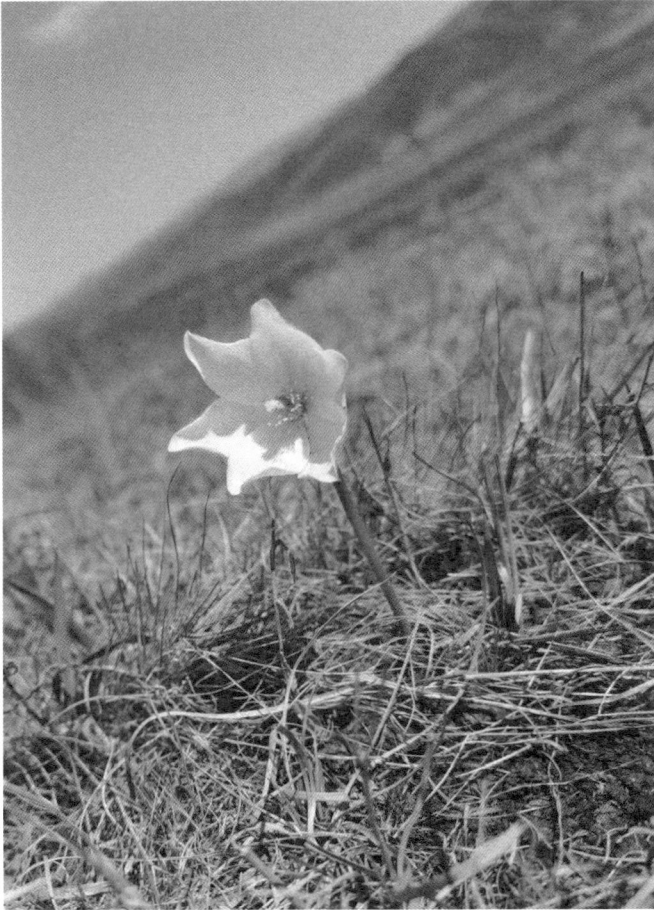

图3-14 发黄白头翁植物图（拍摄于内蒙古呼伦贝尔，见附图16B。附图17为掌叶白头翁植物不同部位形态特征）

6. 蒙古白头翁

Pulsatilla ambigua (Turczaninow ex Hayek) Juzepczuk, Fl. URSS. 7: 307. 1937.

Anemone ambigua Turczaninow ex Hayek, Festschr. Z. Feier. D. Siebzigst. Geburtst. Prof. Dr. Ascher. 466. 1904.

植株高16~22 cm。根状茎直径5~8 mm，基生叶6~8，与花同时发育；叶柄3~7 cm；叶片卵形2~3.2×1.2~3.2 cm，二回羽状复叶，羽片通常无柄或仅具短柄，卵状椭圆形，羽状深裂，末回裂片披针形，宽0.8~1.5 mm，有1~2小齿，叶背面疏被长柔毛；花葶通常1，或2，有柔毛，苞片3，基部合生成长约2 mm的短筒，长1.5~2.8 cm，裂片披针形或线状披针形，全缘或有1~2小裂片，背面有柔毛。萼片紫色，长圆状卵形，2.2~2.8×0.8~1 cm，外面有绢状柔毛。雄蕊约为萼片的1/2；花药黄，聚合果直径4~4.5 cm。瘦果大约2.5 mm，被微柔毛。宿存花柱2.5~3 cm，下部有向上斜展的长柔毛，上部有近贴伏的短柔毛。花期及果期4—7月。主要分布在森林的草坡，边缘，海拔为2 000~3 400 m。分布区域为甘肃北部，黑龙江，内蒙古，宁夏，青海北部，新疆［蒙古，俄罗斯（西伯利亚）］。

1. 萼片先端不具倒钩状顶端附属物⋯⋯⋯⋯⋯ 6a. var. *ambigua*蒙古白头翁

1. 萼片先端具倒钩状顶端附属物⋯⋯⋯⋯⋯⋯ 6b. var. *barbata*拟蒙古白头翁

6a. 蒙古白头翁（原变种）

Pulsatilla ambigua var. *ambigua.*

萼片先端没有顶端附属物。

分布在草坡，海拔2 000~3 900m。分布区域为甘肃北部、黑龙江西部、内蒙古、宁夏、青海北部、新疆［蒙古、俄罗斯（西伯利亚西部）］，见图3-15、图3-16。

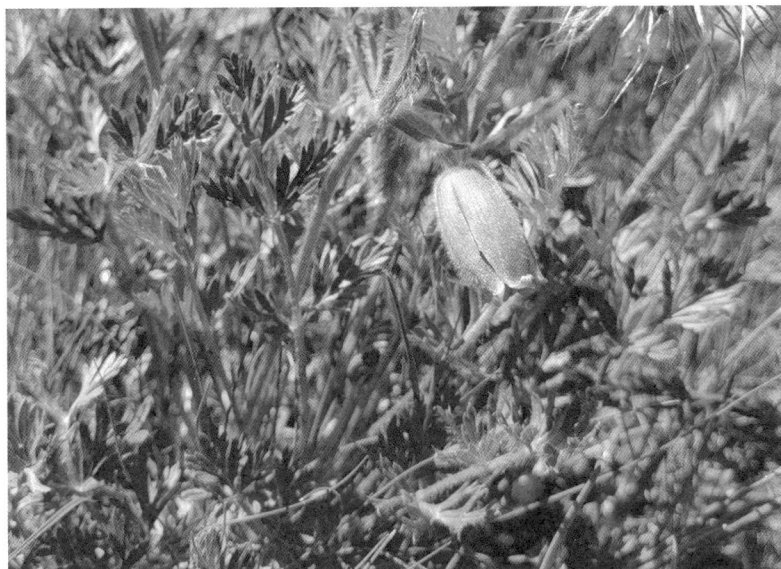

图3-15　蒙古白头翁植物图（拍摄于新疆阿勒泰，见附图18。附图19为蒙古白头翁植物不同部位形态特征）

6b. 拟蒙古白头翁

Pulsatilla ambigua var. *barbata* J. G. Liu, Bull. Bot. Res., Harbin. 12: 236. 1992.

萼片先端具倒钩状顶端附属物。主要分布在森林边缘，海拔约2100m。分布区域为新疆（沙文县）。

7. 钟萼白头翁

Pulsatilla campanella Fischer ex Krylov, Fl. Zapadnoi Sib. 5: 1168. 1931.

Pulsatilla albana (Stevenson) Berchtold & J. Presl var. *campanella* Fischer ex Regel & Tiling, Fl. Ajan. 30. 1859.

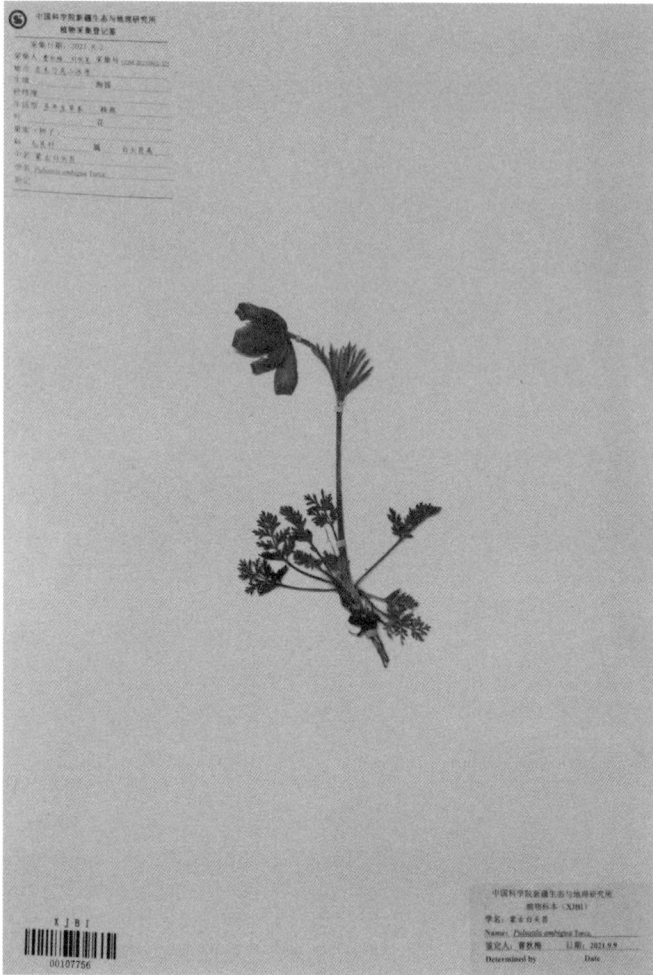

图3-16　蒙古白头翁标本图（拍摄于中国科学院新疆生态与地理研究所标本馆）

　　植株花期高14～20 cm，在果期可达到40 cm。根状茎直径2.5～4 mm。基生叶5～8，在开花时基本发育完全；叶柄2.5～12 cm，具毛；叶片卵形到狭卵形，2.8～6×2～3.5 cm，近羽状分裂，2回羽状，背面稀疏具柔毛，正面近无毛；下部小叶和顶生小叶的侧裂片斜卵形，成羽状全裂，顶生裂片狭披针形到狭卵形。花葶1或2，在花期前和花期时弯曲下垂，2.5～4.5 cm，在果期延长达22 cm，具毛；总苞约1.8 cm，基部筒长约2 mm，苞片三深裂，深裂片狭披针形。萼片淡紫色到紫罗兰色，椭圆形到卵形，1.4～1.9×0.8～0.9 cm，背面被微柔毛，顶端稍向外弯。花药黄，聚合果直径大约5 cm。瘦果长约4 mm，被长柔毛。宿存花柱1.5～2.4 cm，下部密被开展的长柔毛，上部有贴伏的短柔毛。花期5—6月，果期7月。主要分布在草坡，海拔为1 800～3 700 m。分布区域为新疆西部［阿富汗，哈萨克斯坦，吉尔吉斯斯坦，蒙古，巴基斯坦，俄罗斯（西西伯利亚），塔吉克斯坦］，见图3-17、图3-18。

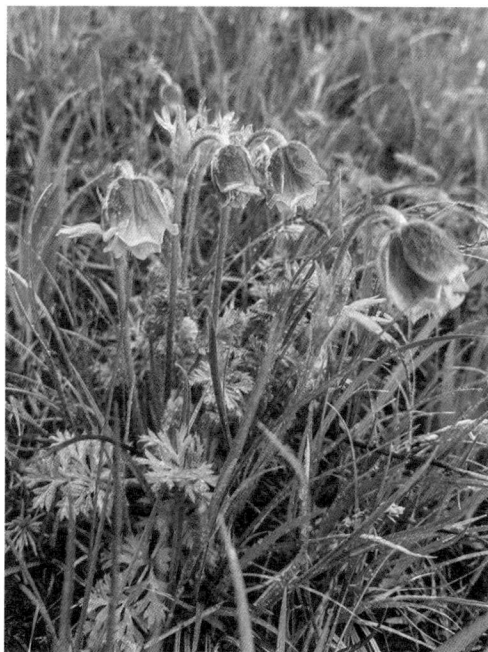

图3-17　钟萼白头翁植物图（拍摄于新疆伊犁，见附图20。附图21为钟萼白头翁植物不同部位形态特征）

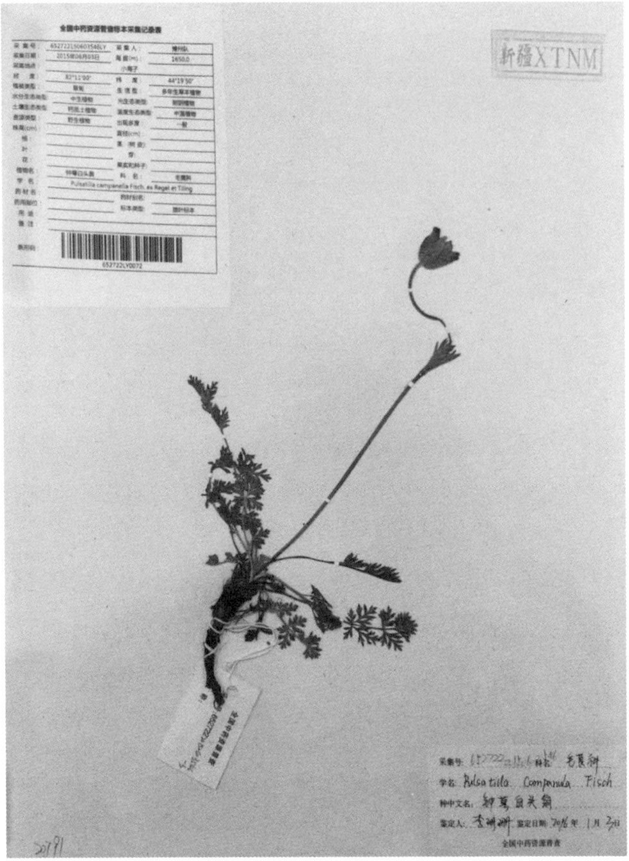

图3-18　钟萼白头翁标本图（拍摄于新疆维吾尔自治区维吾尔医药研究所标本馆）

8. 细叶白头翁

Pulsatilla turczaninovii Krylov & Sergievskaja, Sist. Zametki Mater. Gerb. Krylova Tomsk. Gosud. Univ. Kuybysheva. 5–6: 1. 1930.

Pulsatilla turczaninovii f. *albiflora* Y. Z. Zhao.

植株高15~30 cm。基生叶4~5，有长柄，柄长2~6 cm，疏被白色长柔毛。叶为2~3回羽状复叶,在开花时开始发育,叶片椭圆形或狭卵形,6~7.5×1.5~4 cm,羽片3~4对,通常最下部的一对羽片有柄,中上部的羽片无柄,二回羽状细裂,末回裂片线状披针形或线形,先端稍尖,叶表面几乎无毛,叶背面疏被白色长柔毛。花葶约1.5 cm,在果期伸长到15 cm,有柔毛,总苞钟形2.8~3.4 cm,基部合生成5~6 mm筒状,顶部掌状深裂,裂片线形或线状披针形,1~1.5 mm宽,背面有柔毛;花梗长约8~12 cm,花直立,萼片蓝紫色,卵状长圆形或椭圆形,2.2~4.2×1~1.3 cm,顶端微尖或钝,背面有长柔毛。聚合果直径约5 cm;瘦果纺形,长约4 mm,密被长柔毛,宿存花柱长约4~5 cm,有向上斜展的长柔毛。花果期5—7月。主要分布在草坡。分布区域为河北北部,黑龙江西部,吉林西部,辽宁西部,内蒙古,宁夏,新疆北部[蒙古,俄罗斯(远东,西伯利亚)],见图3-19、图3-20。

　　本种可作药用。

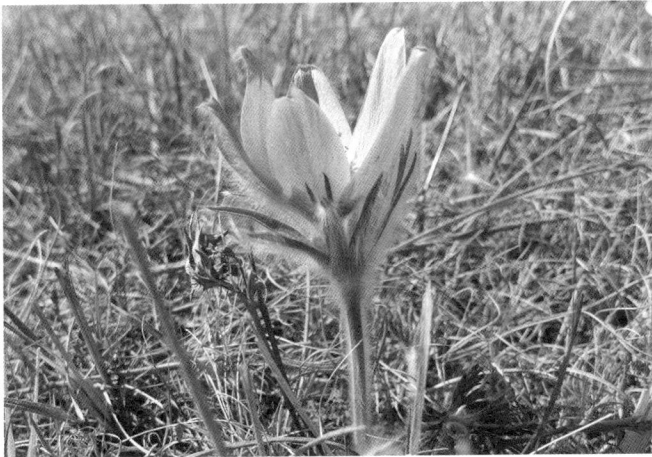

图3-19　细叶白头翁植物图(拍摄于内蒙古呼伦贝尔,见附图22。附图23为细叶白头翁植物不同部位形态特征)

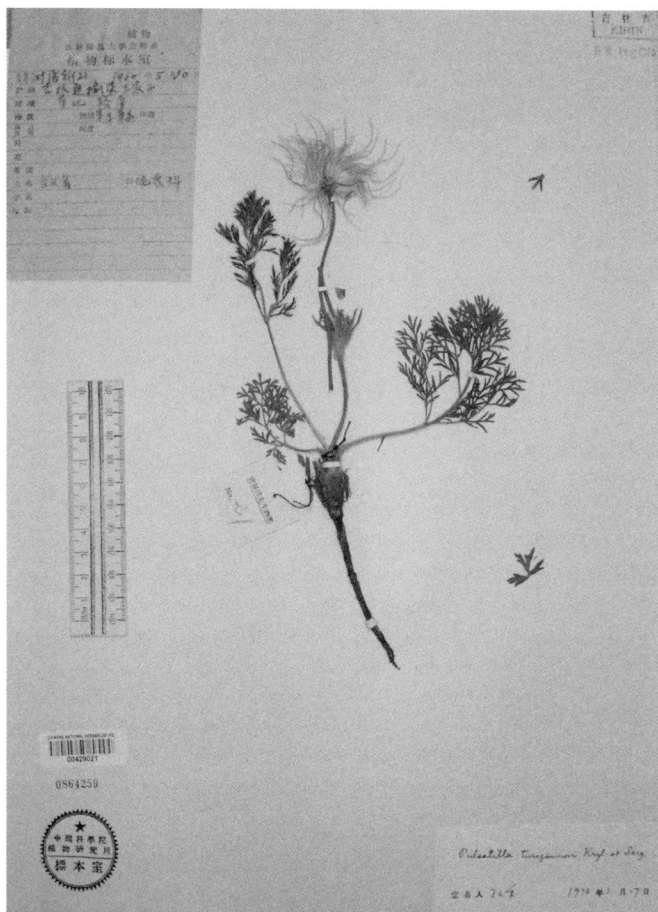

图3-20　细叶白头翁标本图（拍摄于中国科学院植物研究所标本馆）

8b. 裂萼细叶白头翁

Pulsatilla turczaninovii var. *fissasepalum* J. H. Yu.

本变种与原变种的主要区别特征为：外层花萼裂片3枚，中裂片最大、近卵形，两侧裂片大小不等、近条形。

模式标本产地：内蒙古大兴安岭北部莫尔道嘎林业局。模式标本保存于东北林业大学森林植物生态学教育部重点实验室植物标本室内。

生境：干燥山坡，海拔700～800 m。

8c. 呼伦白头翁

Pulsatilla turczaninovii var. *hulunensis* L. Q. Zhao.

本变种花萼多数，可达18枚，淡粉红色，矩圆状条形；花梗在花期长5～7 cm，而明显不同于细叶白头翁原变种。模式标本保存在内蒙古大学植物标本馆。

分布在内蒙古呼伦贝尔陈巴尔虎旗特尼河，生于草地。

8d. 白花细叶白头翁

Pulsatilla turczaninovii f. *albiflora* Y. Z. Zhao.

本变型与原变型区别在于萼片为白色，非蓝紫色，见图3-21、图3-22。

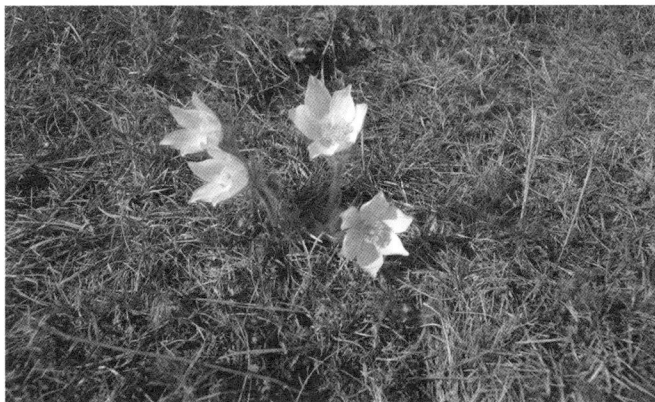

图3-21　白花细叶白头翁植物图（拍摄于内蒙古呼伦贝尔，见附图24）

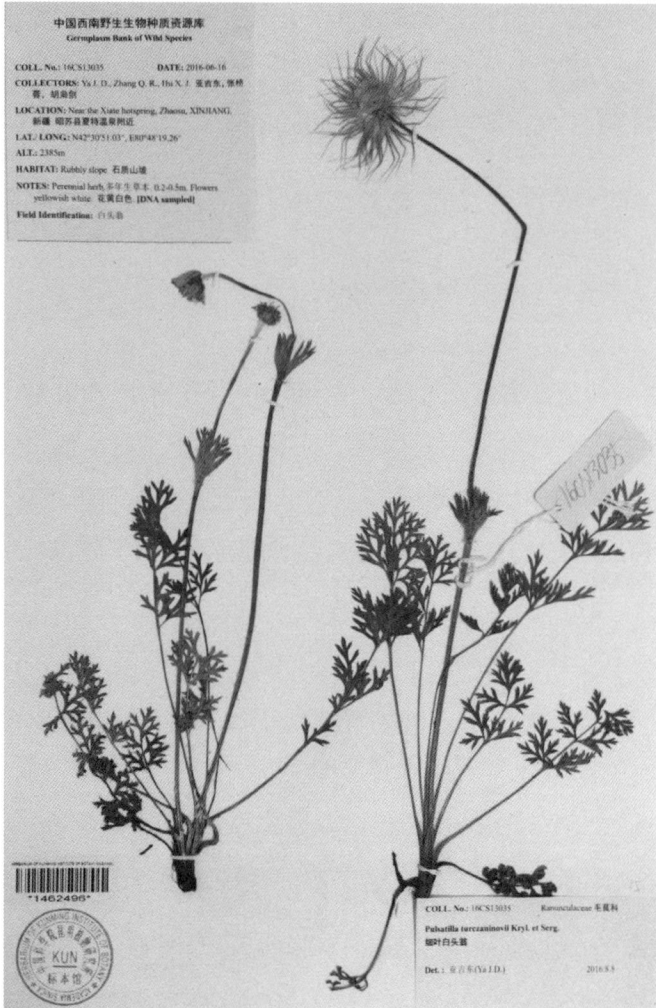

图3-22　白花细叶白头翁标本图（拍摄于中国科学院昆明植物研究所标本馆）

9. 细裂白头翁

Pulsatilla tenuiloba (Turczaninow ex Hayek) Juzepczuk.

Anemone tenuiloba Hayek, Festschr. Z. Feier. D. Siebzigst. Geburst. Prof.

Dr. Ascher. 472. 1904.

植株（8-）15~20 cm高。根状茎粗壮，常有前一年干燥的宿存叶片。叶片在开花前已经开始发育，疏生白色微柔毛；叶柄约2.5 cm；叶片狭长圆形，大约5.0×2.0 cm，具2~3对初生片和相当远的裂片。最终分裂为线形，不超过1 mm宽，锐尖，有白色柔毛；叶柄和片，被贴伏的绢毛。花葶（1或）2或3，在花期被浓密的白色微柔毛，在果期疏生白色微柔毛；总苞三深裂，每裂片都羽状全裂，裂片狭线形，0.5~1 mm宽，背面被白色微柔毛，正面无毛。萼片紫色，狭的卵形到长圆形，2~3×0.6~1 cm，背面有毛，正面无毛。雄蕊约萼片的1/2；花药黄。宿存花柱约2 cm，近端有厚的短绒毛，远端无毛。花期6—7月。主要分布在岩石的草地。分布区域为内蒙古［蒙古，俄罗斯（西西伯利亚）］，见图3-23、图3-24。

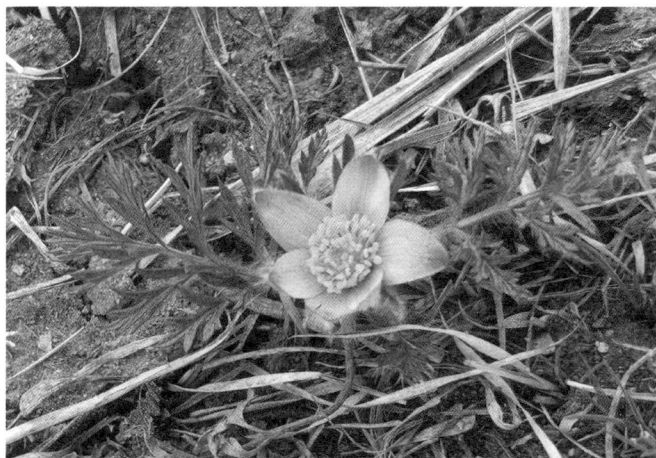

图3-23　细裂白头翁植物图（拍摄于内蒙古呼伦贝尔，见附图25。附图26为细裂白头翁植物不同部位形态特征）

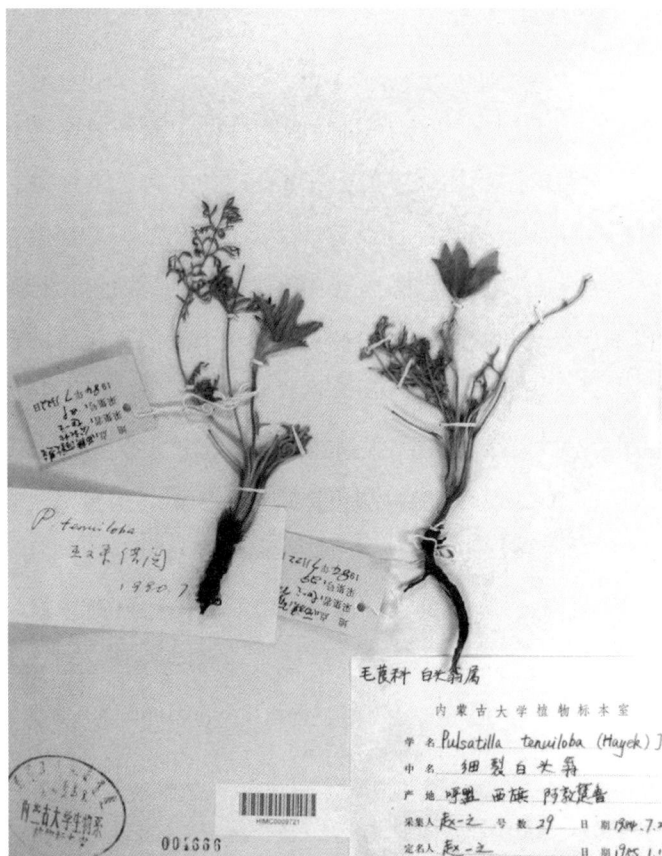

图3-24   细裂白头翁标本图（拍摄于内蒙古大学植物标本室）

10. 黄花白头翁

Pulsatilla sukaczevii Juzepczuk, Fl. URSS. 7: 741. 1937.

　　植株高5～15 cm。根状茎长约6 cm，粗3～5 mm。基生叶
4～6，在花期未完全发育；叶柄2～3.5（–5.5）cm，被微柔毛；
叶片狭卵形到长圆状卵形，2～3.7×1.2～1.7 cm，羽片4对，2～3
回羽状细裂，无毛或疏生白色柔毛，先端锐尖，末回裂片披针状

线形，0.5～0.8 mm宽，两面发皱。花葶1，直立，5～6 cm，在果期拉长到14 cm，有毛；总苞1.5～1.8 cm，基部合生成1.5～3 mm筒状，苞片类似基生叶，细裂，被微柔毛。萼片黄色，有时白色，长圆状卵形，1～2.3×0.5～1 cm，背面有密柔毛。花药黄，聚合果直径约4.2 cm。瘦果长约3 mm，密被长柔毛。宿存花柱2～2.8 cm，下部有向上斜展的长柔毛，上部有贴伏的短柔毛。花期5月、6月。主要分布在沙坡，海拔约300m。分布区域为黑龙江，内蒙古〔蒙古，俄罗斯（西伯利亚东部）〕，见图3-25、图3-26。

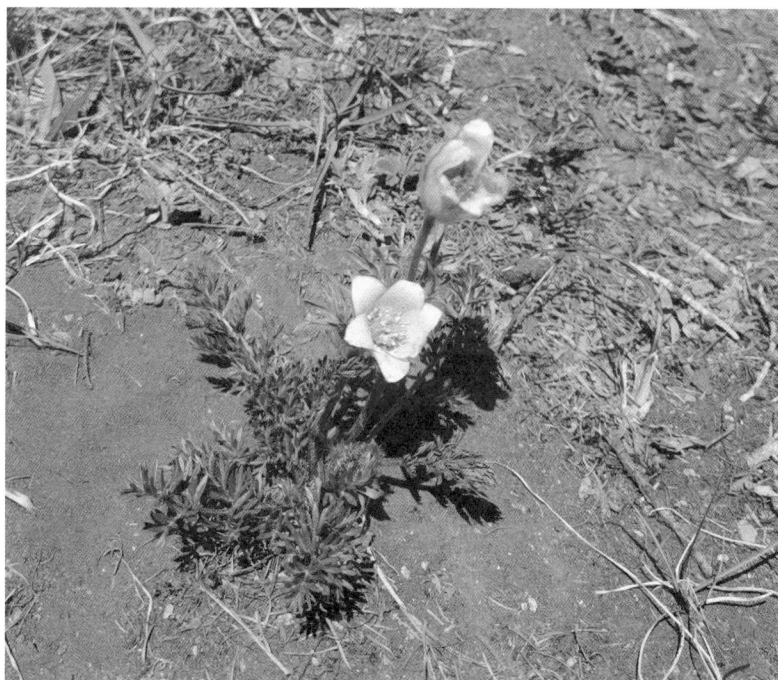

图3-25　黄花白头翁植物图（拍摄于内蒙古乌兰察布，见附图27。附图28为黄花白头翁植物不同部位形态特征）

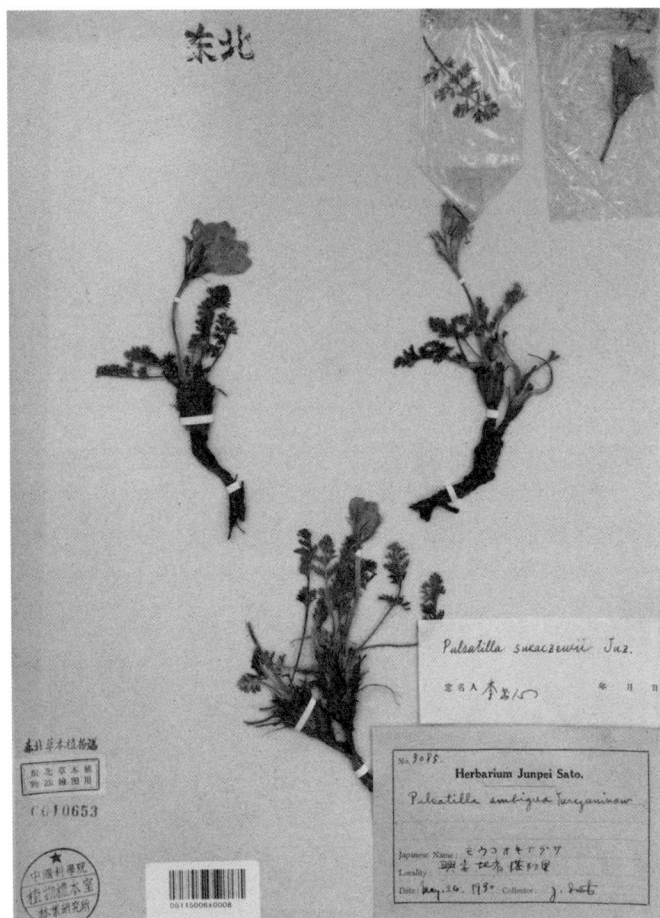

图3-26　黄花白头翁标本图（拍摄于中国科学院沈阳应用生态研究所标本馆）

11. 西南白头翁

Pulsatilla millefolium (Hemsley & E. H. Wilson) Ulbrich, Notizbl. Bot. Gart. Berlin-Dahlem. 9: 225. 1925.

Anemone millefolium Hemsley & E. H. Wilson, Bull. Misc. Inform. Kew 1906: 149. 1906; *Anemone mairei* H. Léveillé.

　　植株高3.5～20 cm。根状茎粗7～9 mm。基生叶5～14，在花期已发育完全；叶柄1.9～6.5 cm，具长柔毛；叶片卵状椭圆形到卵状长圆形，2～10×1.2～4 cm，羽片5～6对，3回羽状全裂。花葶1，直立，10～15 cm，具柔毛；总苞0.9～2.2 cm，基部合生成2～2.5 mm筒状，苞片细裂，末回裂片披针形线，0.5～1 mm宽，疏生柔毛。萼片浅黄绿色，黄色或红紫色，卵状椭圆形，0.9～2×0.4～0.8 cm，背面有密柔毛。雄蕊约为萼片的1/2；花药黄，聚合果直径约7 cm。瘦果长约4 mm，被微柔毛。宿存花柱3～3.5 cm，下部有斜展的长柔毛，上部有贴伏的短柔毛。花期5—7月。主要分布在森林，灌丛，路旁，山坡，干燥时石质地方，海拔为2 200～3 300 m。分布区域为四川，云南东北，见图3-27、图3-28。

　　该种为中国特有种。

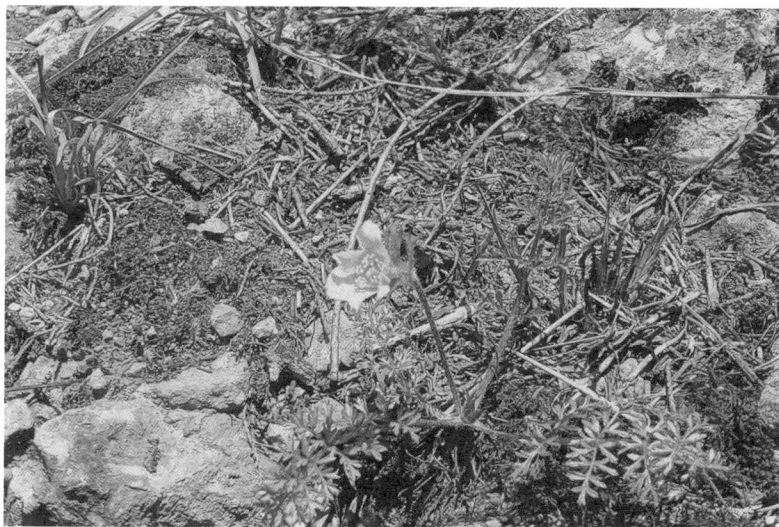

图3-27　西南白头翁植物图（拍摄于云南曲靖，见附图29。附图31为西南白头翁植物不同部位形态特征）

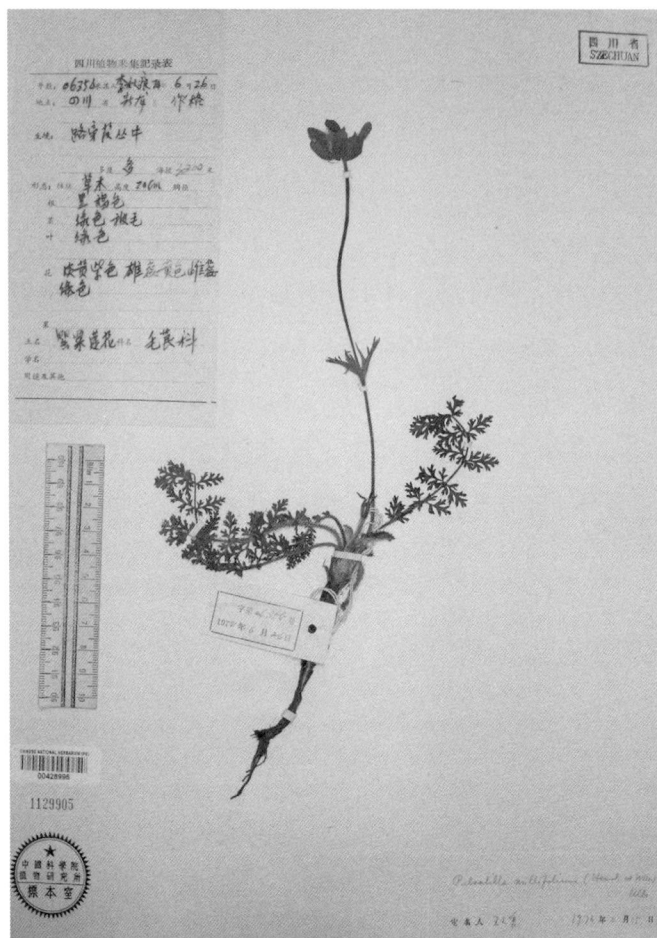

图3-28 西南白头翁标本图（拍摄于中国科学院植物研究所标本馆）

12. 岩生白头翁

Pulsatilla saxatilis L.Xu & T.G.Kang.

多年生草本，植株高9~20 cm。根状茎直径0.5~1 cm。基生叶6~11，叶片卵形，2~3.5×1.5~3 cm，三全裂或近三出羽状裂。中央小叶具长叶柄，长0.5~2 cm，心形，三全裂，中央裂片具柄且三深裂，末回裂片楔形，宽0.3～0.6 cm，边缘2或3齿；侧裂片三深裂，无柄或近无柄，背面疏生长柔毛，正面无毛；叶柄2～7.5 cm，密被白色长柔毛。花葶1或2，偶有3，直立，被白色长柔毛。苞片3或4，长1～2.4 cm，基部合生呈筒状，顶端掌状3裂，顶端掌状裂片披针形，背面密被长柔毛。花直立，直径2～4 cm；花萼片6～11，腹面近白色，背面为白色至浅蓝紫色渐变，基部颜色最深，长卵圆形，1.5～2.5×0.4～1.4 cm，背面被微柔毛；雄蕊多数，约萼片的1/2；心皮多数，花柱黄绿色，柱头淡紫色。瘦果长2.5～3 mm，具长柔毛。宿存花柱长2～2.5 cm，疏生长柔毛，见图3-29、图3-30。

　　花期5月，果期6月。主要分布在海拔1 100 m以上的高山岩生坡。分布区域为辽宁丹东凤城。

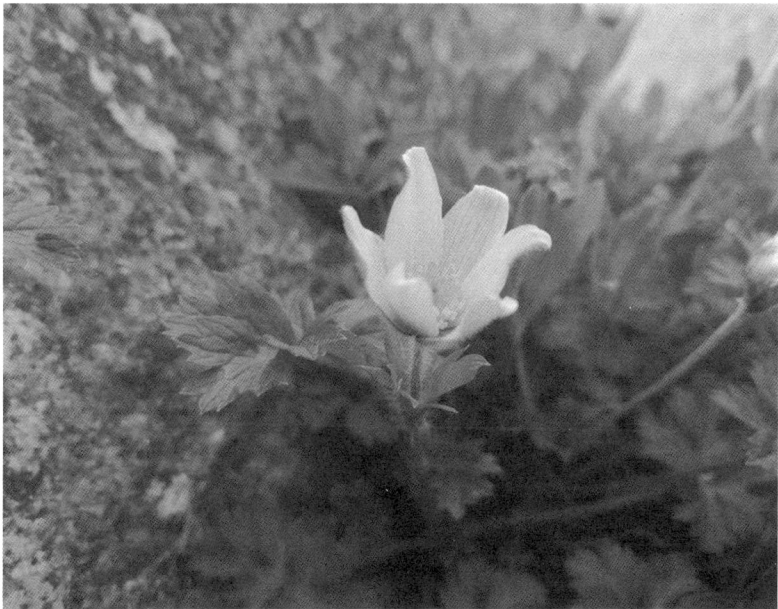

图3-29　岩生白头翁植物图（拍摄于辽宁丹东，见附图2）

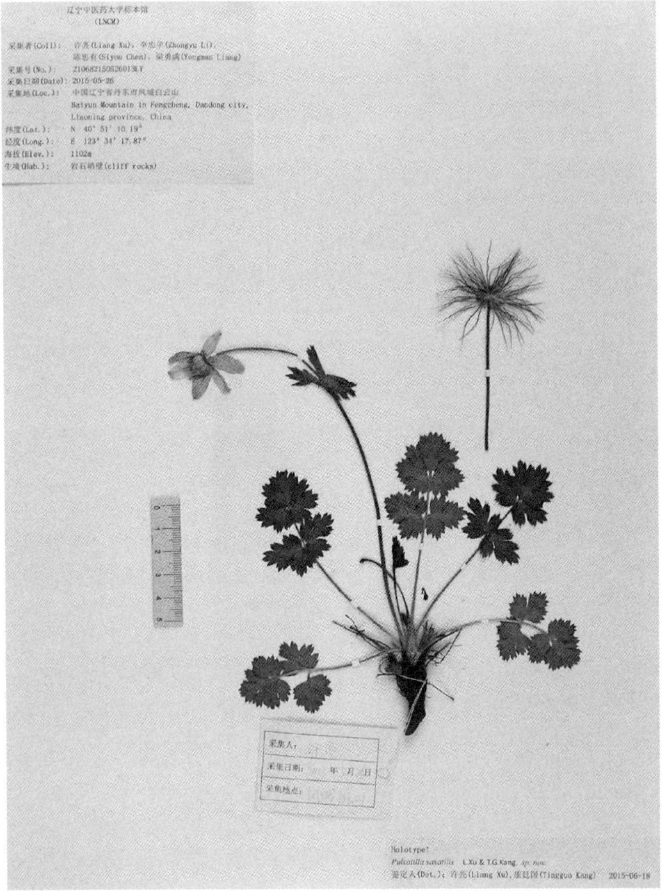

图3-30　岩生白头翁标本图（保存于辽宁中医药大学药学院中药标本馆）

该种为中国特有种。

以上，中国白头翁属植物共12种，2亚种4变种6变型，共计24个分类单位，见表3-1。（白头翁属植物药用部位根的特征图片见附图30。白头翁属植物的花粉粒和瘦果表面的扫描电镜特征图片见附图32~附图35）。

表3-1 中国白头翁属*Pulsatilla* Miller植物分类

序号	名称	拉丁学名	出处
1	紫蕊白头翁	*P. kostyczewii*	中国植物志、*Flora of China*
2	白头翁	*P. chinensis*	中国植物志、*Flora of China*
2b	金县白头翁	*P. chinensis* var. *kissii*	中国植物志、*Flora of China*
2c	白花白头翁	*P. chinensis* f. *alba*	梁玉堂，藏得奎. 白头翁两种新变型
2d	多萼白头翁	*P. chinensis* f. *plurisep*	梁玉堂，藏得奎. 白头翁两种新变型
3	朝鲜白头翁	*P. cernua*	中国植物志、*Flora of China*
3b	灰花白头翁	*P. cernua* f. *plumbea*	吉金祥. 东北白头翁属的新变型
4	兴安白头翁	*P. dahurica*	中国植物志、*Flora of China*
4b	重瓣白头翁	*P. dahurica* f. *pleniflora*	东北植物检索表、东北草本植物志
4c	白花兴安白头翁	*P. dahurica* f. *alba*	张玉钧，路端正. 北京白头翁属植物小志
5	肾叶白头翁	*P. patens*	中国植物志、*Flora of China*
5b	掌叶白头翁	*P. patens* subsp. *multifida*	中国植物志、*Flora of China*
5c	发黄白头翁	*P. patens* subsp. *flavescens*	*Flora of China*
6	蒙古白头翁	*P. ambigua*	中国植物志、*Flora of China*
6b	拟蒙古白头翁	*P. ambigua* var. *barbata*	*Flora of China*
7	钟萼白头翁	*P. campanella*	中国植物志、*Flora of China*

序号	名称	拉丁学名	出处
8	细叶白头翁	*P. turczaninovii*	中国植物志、*Flora of China*
8b	裂萼细叶白头翁	*P. turczaninovii* var. *fissasepalum*	于景华等. 内蒙古大兴安岭白头翁属一种变种
8c	呼伦白头翁	*P. turczaninovii* var. *hulunensis*	赵利清，刘芳. 内蒙古白头翁属一新种
8d	白花细叶白头翁	*P. turczaninovii* f. *albiflora*	赵利清，刘芳. 内蒙古白头翁属一新种
9	黄花白头翁	*P. sukaczevii*	中国植物志、*Flora of China*
10	西南白头翁	*P. millefolium*	中国植物志、*Flora of China*
11	细裂白头翁	*P. tenuiloba*	*Flora of China*
12	岩生白头翁	*P. saxatilis*	Phytotaxa, 2022, 539 (2)：195–202.

中国白头翁属*Pulsatilla* **Mill.植物检索表**

1. 花药紫色；不存在退化雄蕊 ················· 1.紫蕊白头翁*P. kostyczewii*

1. 花药黄色；存在退化雄蕊。

　2. 叶掌状三全裂，或近似羽状时有羽片1～2对。

　　3. 叶掌状三全裂，中全裂片三深裂；花期前花朵直立。

　　　4. 叶片近肾形，掌状全裂 ················· 2. 肾叶白头翁*P. patens*

　　　4. 叶片卵形或宽卵形，三全裂。

　　　　5. 裂片边缘缺刻少，圆钝；萼片紫色；宿存花柱3.5～6.5 cm

　　　　　　················· 3. 白头翁*P. chinensis*

　　　　5. 裂片具齿或较多细小缺刻；萼片白色到浅蓝紫色；宿存花柱

　　　　　　2～2.5 cm ·············4. 岩生白头翁*P. saxatilis*

　　3. 叶近羽状分裂，羽片1～2对，中全裂片三全裂；花期前花朵点头。

　　　6. 宿存花柱长4～5.8 cm，下部和上部均被开展的长柔毛；叶的末回

　　　　裂片宽在2 mm以上；总苞筒长8～14 mm；花萼片顶端无卷曲。

　　　　7. 叶裂片通常无齿，叶缘无毛；花蓝紫色······5.兴安白头翁*P. dahurica*

　　　　7. 叶裂片具齿，叶缘有毛；花紫红色 ··· 6. 朝鲜白头翁*P. cernua*

　　　6. 宿存花柱长2.5～3 cm，上部有贴伏短毛；叶的末回裂片狭披针

　　　　形，宽0.8～1.5 mm；总苞筒长约2 mm；花萼片顶端常卷曲。

8. 根状茎直径5~8mm；萼片淡紫色到深紫色，长圆状卵形，2.2~2.8cm，顶端常向外微卷曲；宿存花柱2.5~3cm ……………………………………… 7. 蒙古白头翁 *P. ambigua*

8. 根状茎直径2.5~4mm；萼片粉紫色至紫褐色，椭圆状卵形或卵形，1.4~1.9cm，顶端向外反卷；宿存花柱1~2.4cm ……………………………………… 8. 钟萼白头翁 *P. campanella*

2. 叶为2~3回羽状复叶，羽片3~6对，细裂。

  9. 叶片轮廓卵形，宽，下部羽片具柄；茎和叶柄被开展的长柔毛；总苞筒长5~6mm；宿存花柱长3~6cm，被开展的长柔毛 ……………………………………… 9. 细叶白头翁 *P. turczaninovii*

  9. 叶片轮廓矩圆形，狭，全部羽片均无柄；茎和叶柄被贴伏或稍开展的长柔毛；总苞筒长2~3mm；宿存花柱长2~2.5cm，上部被贴伏的短柔毛。

    10. 叶片具6对侧叶 …………………… 10. 西南白头翁 *P. millefolium*

    10. 叶片具3~4对侧叶。

      11. 萼片蓝紫色，长2~3cm ………… 11. 细裂白头翁 *P. tenuiloba*

      11. 萼片黄白色，长1~2cm ……… 12. 黄花白头翁 *P. sukaczevii*

参考文献

[1] Grey-Wilson C. 2014. Pasque-flowers. The genus *Pulsatilla*. Kenning hall: The Charlotte-25 Louise Press: 40–58.

[2] Tamura M. 1995. Ranunculaceae. In: Hiepko P. (Ed.), Natürl. Pflanzenfam. edn. 2, Berlin: 356–386.

[3] 国家药典委员会. 中华人民共和国药典.一部[S]. 北京：中国医药科技出版社, 2020, 104.

[4] 黑龙江省药品监督管理局. 黑龙江省中药材标准[S]. 2001, 56–58.

[5] 梁勇满, 赵容, 许亮, 等. 中药白头翁本草考证与中国白头翁属植物分类[J]. 中国实验方剂学杂志, 2017, 23 (5)：203–209.

[6] 梁勇满, 许亮, 陈思有, 等. 辽宁省白头翁属植物分类与基于ITS2的DNA条形码分子鉴定[J]. 中国实验方剂学杂志, 2018, 24(14)：36–42.

[7] Xue He Fei, Song Yue Yue, Yang Yan Yun, et al. The complete chloroplast genome of *Pulsatilla campanella* Fischer ex Krylov. (Ranunculaceae, *Pulsatilla* Miller)[J]. Mitochondrial DNA B Resour, 2022, 7(6):1126–1128.

[8] Xue He Fei, Xing Yan Ping, Bian Che, et al. Comparative analysis of chloroplast genomes of *Pulsatilla* species reveals evolutionary and taxonomic status of newly discovered endangered species *Pulsatilla saxatilis*[J]. BMC Plant Biol, 2024, 24(1):293.

[9] 王胜勇, 张勉, 王峥涛. 白头翁同名异物类药材的数码显微鉴别[J]. 药学学报, 2004, 39(10)：797–802.

[10] Chen Shi Lin, Pang Xiao Hui, Song Jing Yuan, et al. A renaissance in herbal medicine identification: from morphology to DNA[J]. Biotechnol Adv, 2014, 32(7): 1237–1244.

[11] Zhang Ting Ting, Zhang Shu Mei, Xu Liang, et al. *Pulsatilla saxatilis* (Ranunculaceae), a new species from north-east China[J]. Phytotaxa, 2022, 539(2): 195–202.

[12] Zhang Ting Ting, Xing Yan Ping, Xu Liang, et al. Comparative analysis of the complete chloroplast genome sequences of six species of *Pulsatilla* Miller, Ranunculaceae[J]. Chin Med, 2019, 14:53.

[13] 张午曲, 李海燕, 李宏博, 等. 白头翁属药用植物的ITS序列分子鉴定研究 [J]. 时珍国医国药, 2015, 26(4) : 900–902.

[14] Li Qiu Jie, Su Na, Zhang Ling, et al. Chloroplast genomes elucidate diversity, phylogeny, and taxonomy of *Pulsatilla*(Ranunculaceae)[J]. Sci. Rep, 2020, 10(1):19781.

[15] Li Qiu Jie, Wang Xi, Wang Jun Ru, et al. efficient identification of *Pulsatilla* (Ranunculaceae) using DNA barcodes and micro-morphological characters[J]. Front Plant Sci, 2019, 10:1196.

[16] Sramkó G, Laczkó L, Volkova PA, Bateman RM, Mlinarec J. Evolutionary history of the Pasque-flowers (*Pulsatilla*, Ranunculaceae): molecular phylogenetics, systematics and rDNA evolution[J]. Mol Phylogenet Evol, 2019, 135:45–61.

[17] Xi Yi Zhen. Studies on Pollen morphology of *Pulsatilla* Mill[J]. Acta Phytotax Sin, 1985, 23(5):336–343.

[18] 舒莹, 韩广轩, 刘文庸, 等. 中药白头翁的药材、化学成分和药理作用的研究[J]. 药学实践杂志, 2000, 18(6) : 387–389.

[19] 张立秋, 于俊林, 姚辉, 等. 白头翁属药用植物及药材鉴别研究[J].世界科学技术—中医药现代化, 2016, 18(2) : 169–173.

[20] 全国中草药汇编写组. 全国中草药汇编（第2版）（上册）[M]. 北京:人民卫生出版社, 1996, 289–290.

[21] 李德勋. 昭通地区药用白头公的原植物调查与商品鉴定[J]. 中药材, 2000, 23(7): 382–383.

[22] 钱江平, 杨俊, 王文昊, 等. 白头翁属药材鉴别及质量评价研究进展[J]. 皖西学院学报, 2017, 33(5): 94–98.

[23] Nurbek Aldayarov, Askarbek Tulobaev, Ruslan Salykov, et al. An ethnoveterinary study of wild medicinal plants used by the Kyrgyz farmers[J]. J Ethnopharmacol. 2022, 285: 114842.

[24] 赵一之. 内蒙古白头翁属植物的分类及其生态地理分布[J]. 内蒙古大学学报（自然科学版）, 1988, (4): 654–661.

[25] 中国植物物种名录（2024版）, 国家植物标本资源库（中国科学院植物研究所）, 2024, 中国科学院植物科学数据中心, DOI:10.12282/plantdata.1476.

[26] 中国科学院中国植物志编辑委员会. 中国植物志[M]. 北京: 科学出版社, 1993.

[27] Editorial Committee of Flora of China. Flora of China[M]. Beijing: Science Press, 2013.

[28] 赵一之, 赵利清. 内蒙古维管植物植物检索表[M]. 北京: 科学出版社, 2014.

附图

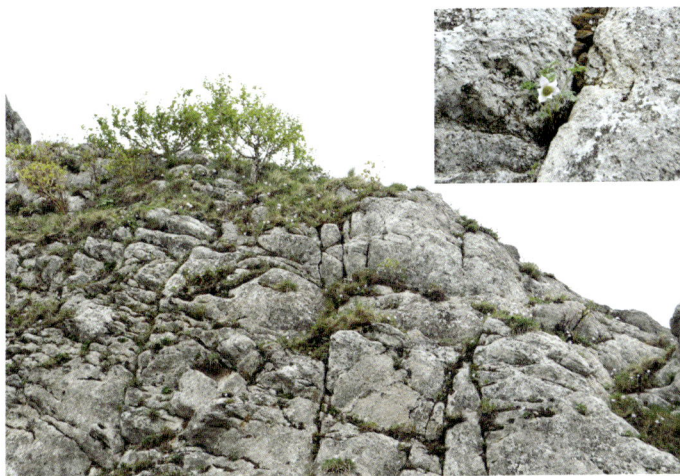

附图1　岩生白头翁生境

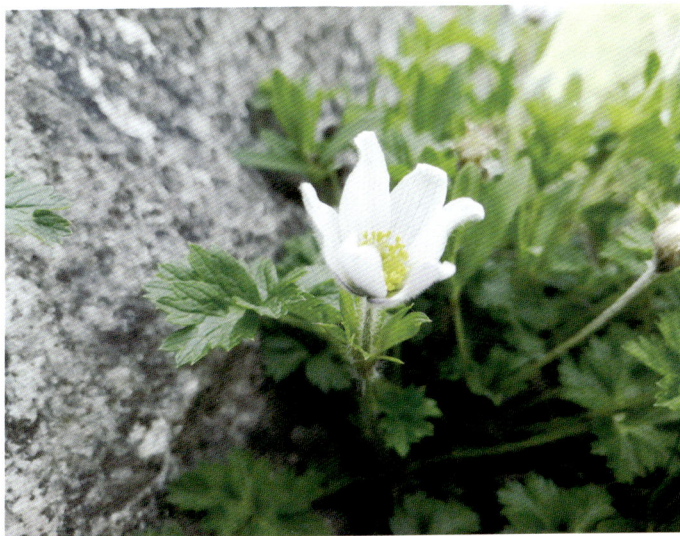

附图2　岩生白头翁植物图

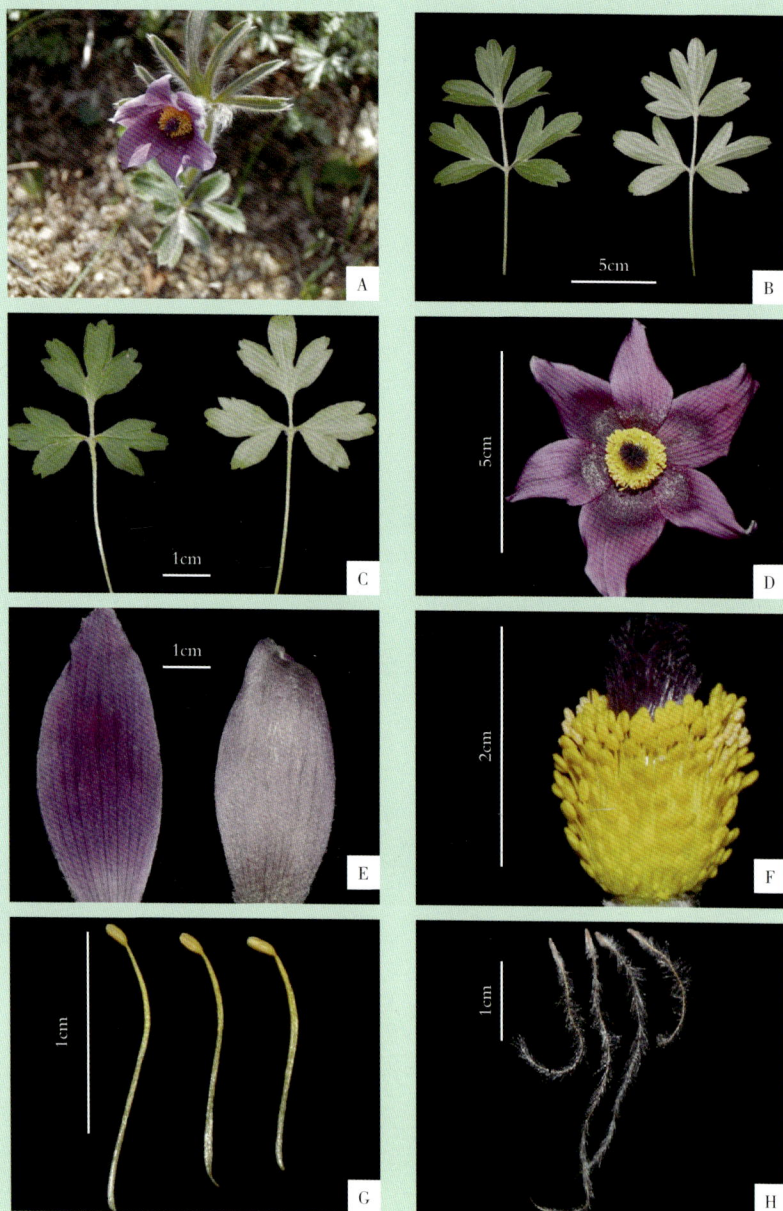

附图3 白头翁植物不同部位形态特征

A. 植株；B. 成熟叶片；C. 开花时叶片；D. 花；E. 花萼片；F. 去掉花萼片的花；G. 雄蕊；H. 带宿存花柱的瘦果

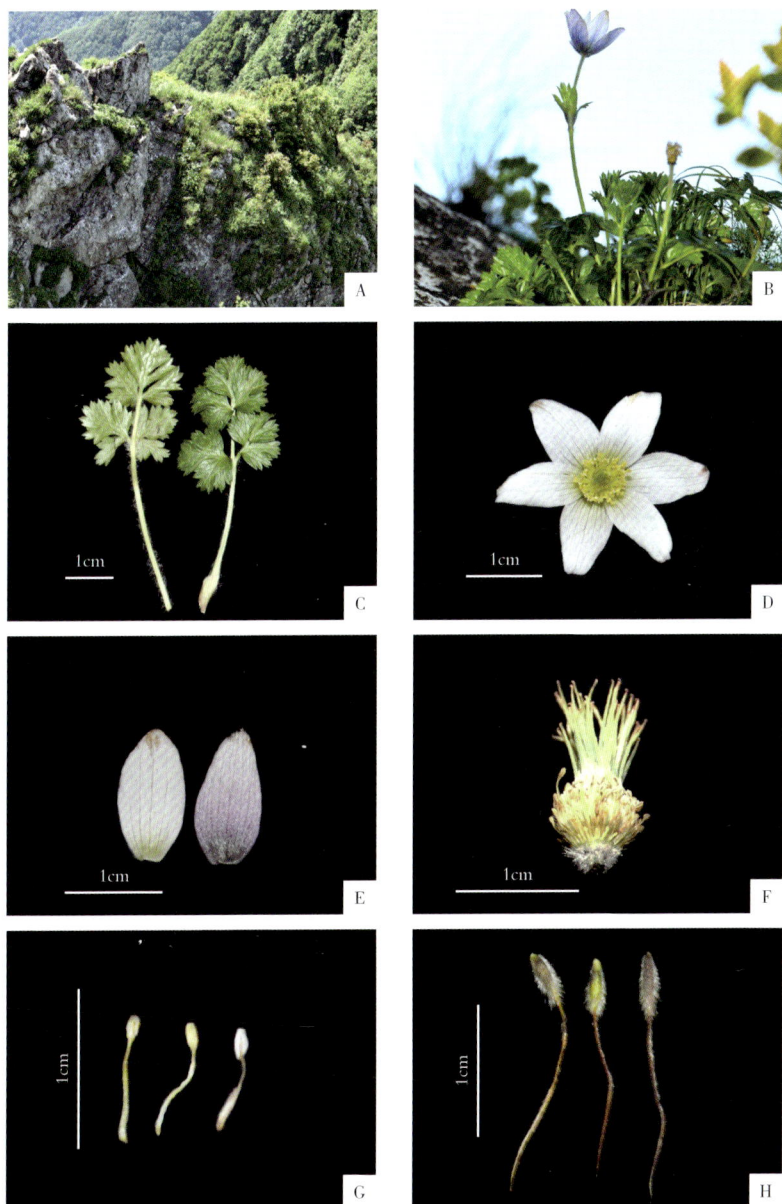

附图4 岩生白头翁植物不同部位形态特征

A. 生境；B. 植株；C. 成熟叶片；D. 花；E. 花萼片；F. 去掉花萼片的花；G. 雄蕊；H. 带宿存花柱的瘦果

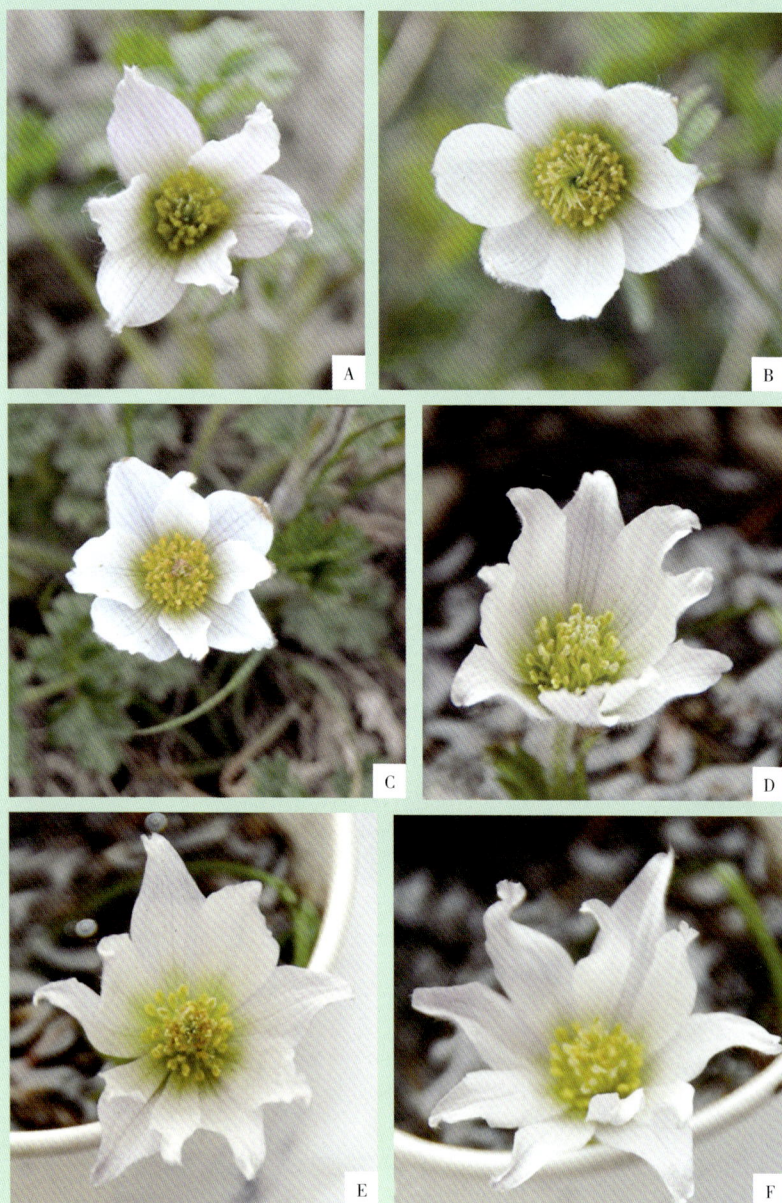

附图5　岩生白头翁花萼片组图
A. 6枚花萼片；B. 7枚花萼片；C. 8枚花萼片；D. 9枚花萼片；E. 10枚花萼片；F. 11枚花萼片

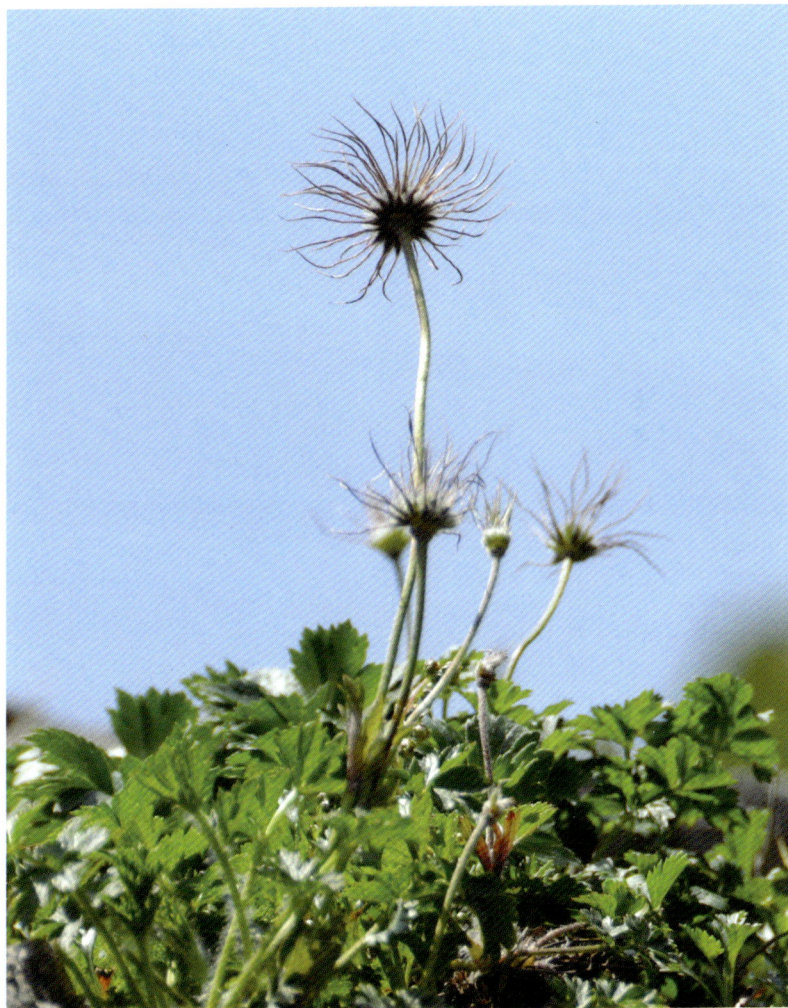

附图6　岩生白头翁果期图片

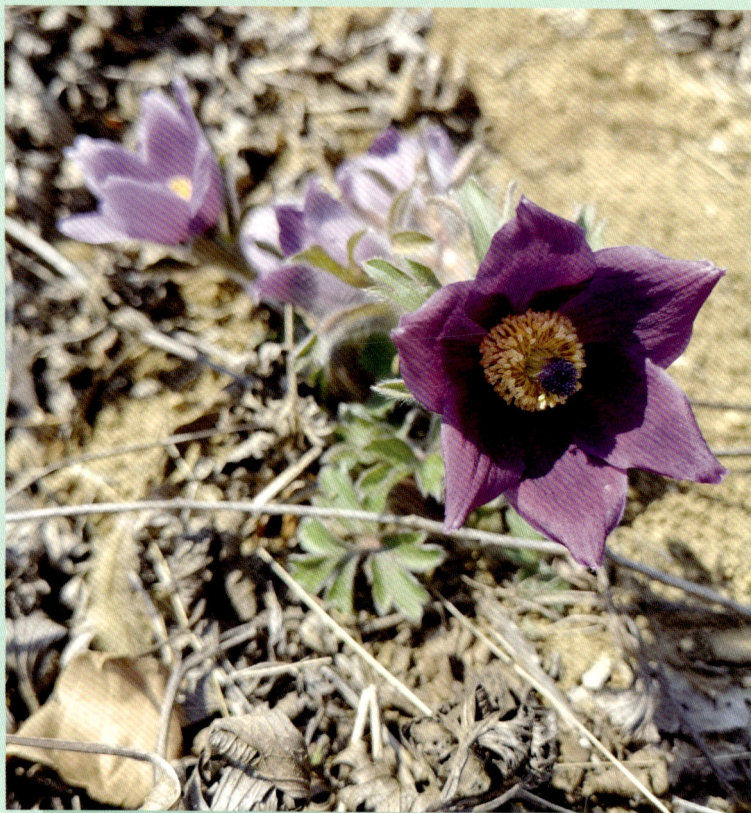

附图7　白头翁植物图

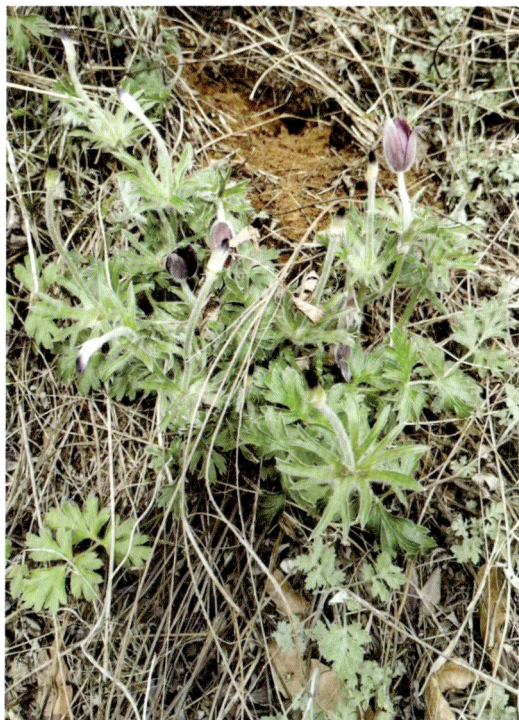

附图8　金县白头翁植物图

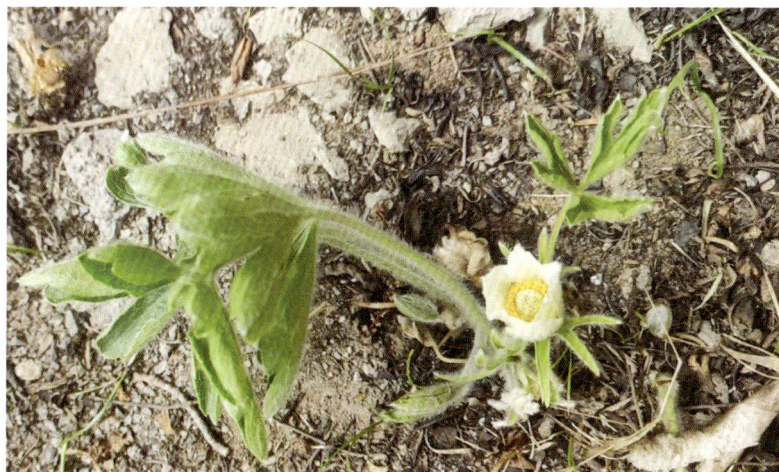

附图9　白花白头翁植物图

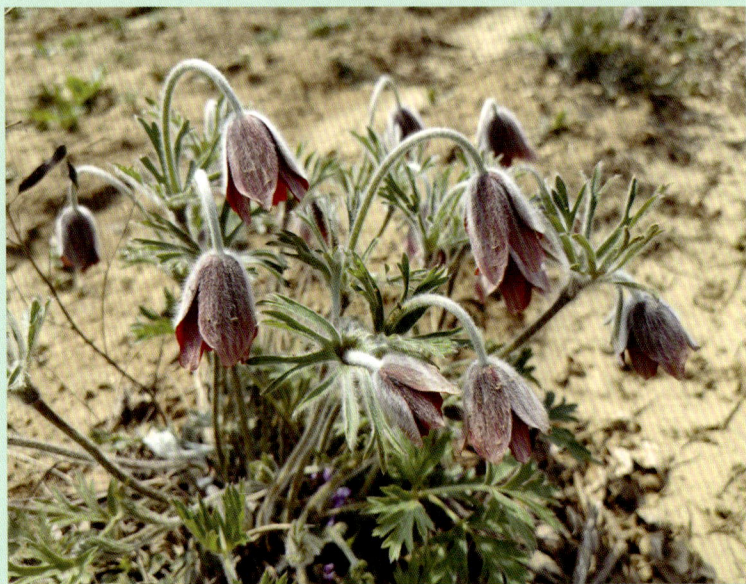

附图10　朝鲜白头翁植物图

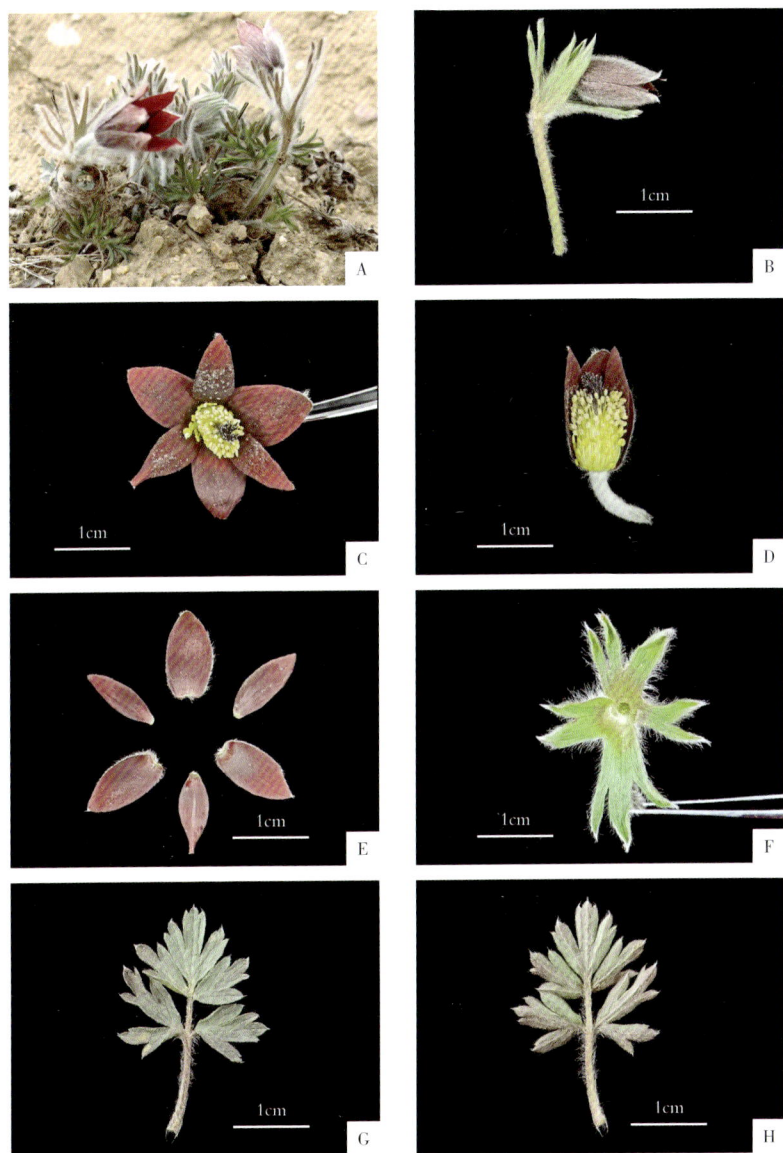

附图11　朝鲜白头翁植物不同部位形态特征

A. 植株；B.部分植株；C. 花；D. 花和花蕊；E. 花萼片；F. 总苞；G. 开花时叶片腹面；H. 开花时叶片背面

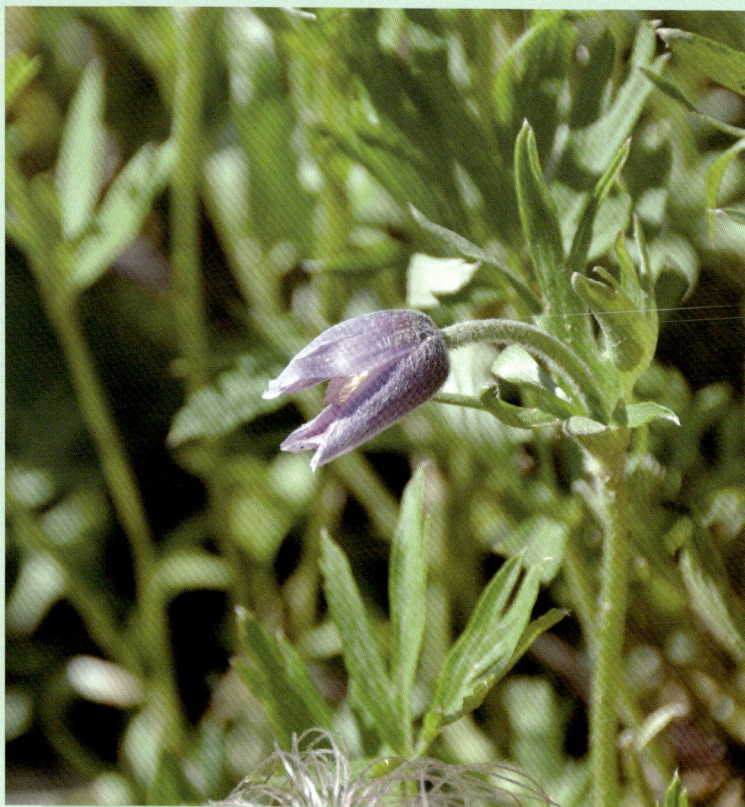

附图12 兴安白头翁植物图

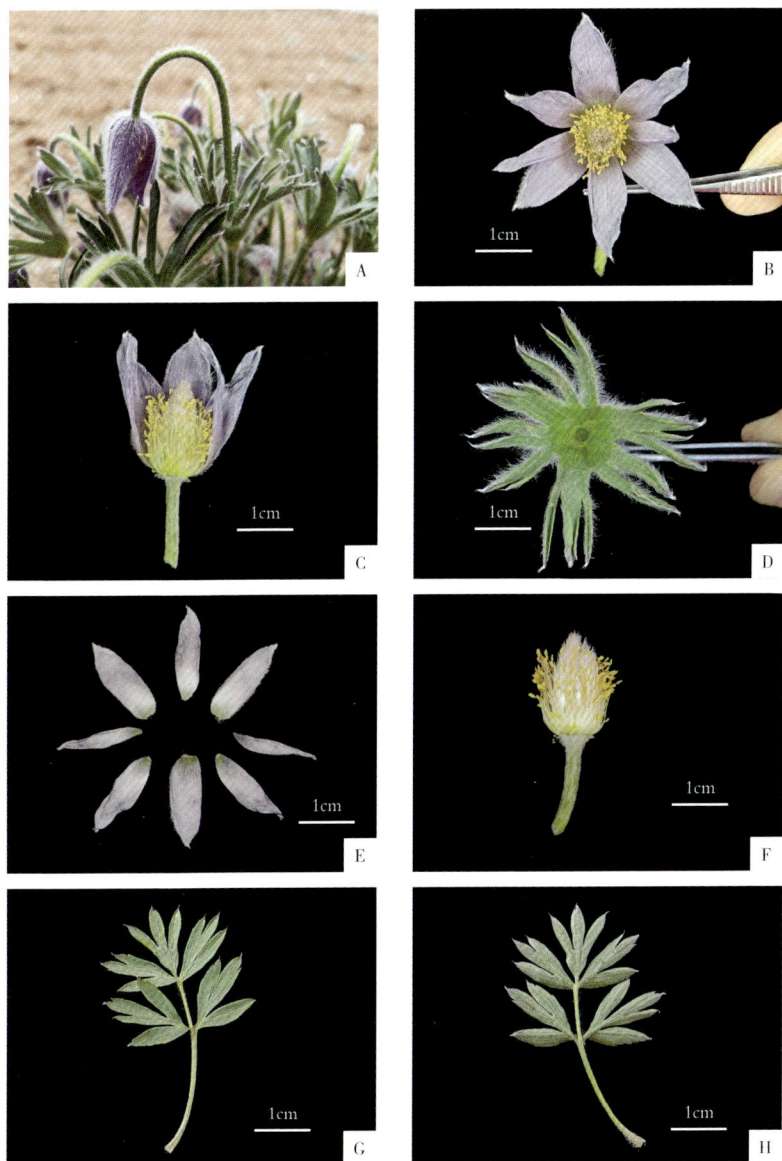

附图13　兴安白头翁植物不同部位形态特征

A. 植株；B.花 ；C. 花和花蕊；D. 总苞；E. 花萼片；F. 去掉萼片的花；G. 开花时叶片腹面；H. 开花时叶片背面

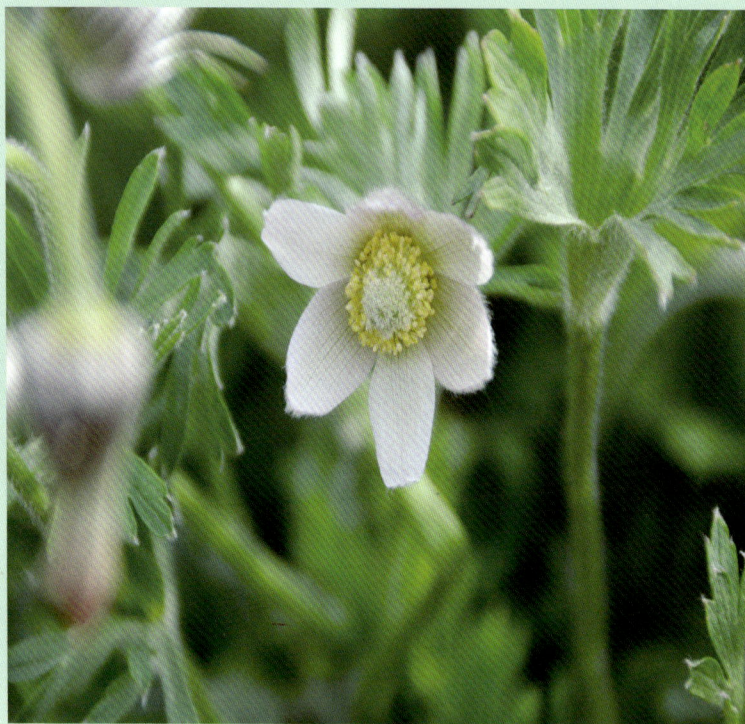

附图14　白花兴安白头翁植物图

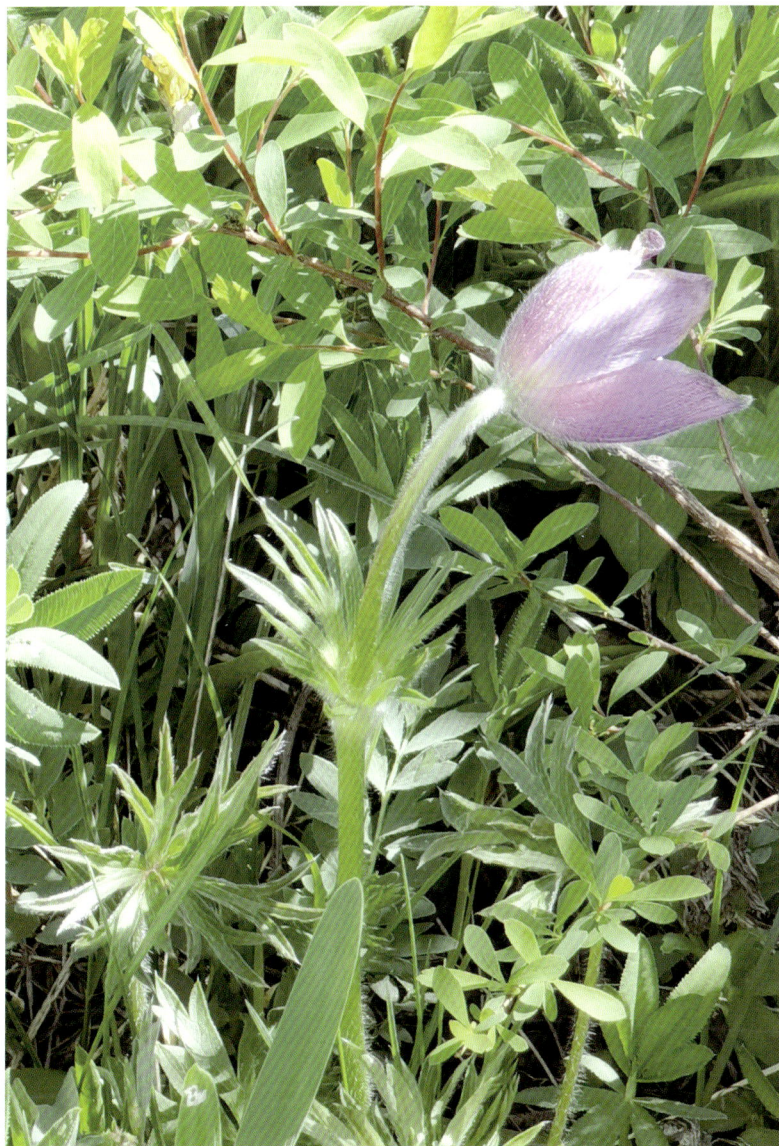

附图15　肾叶白头翁植物图

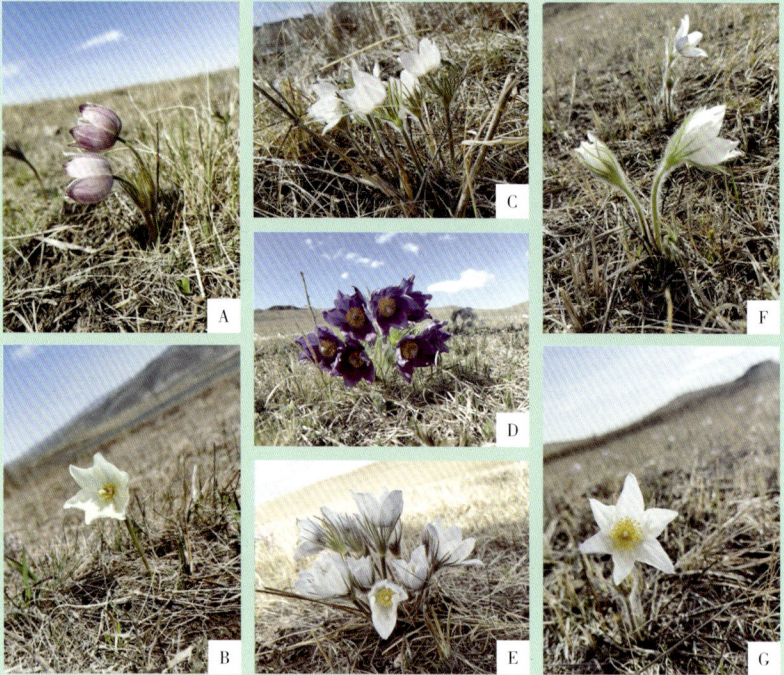

附图16　掌叶白头翁不同花色植物图

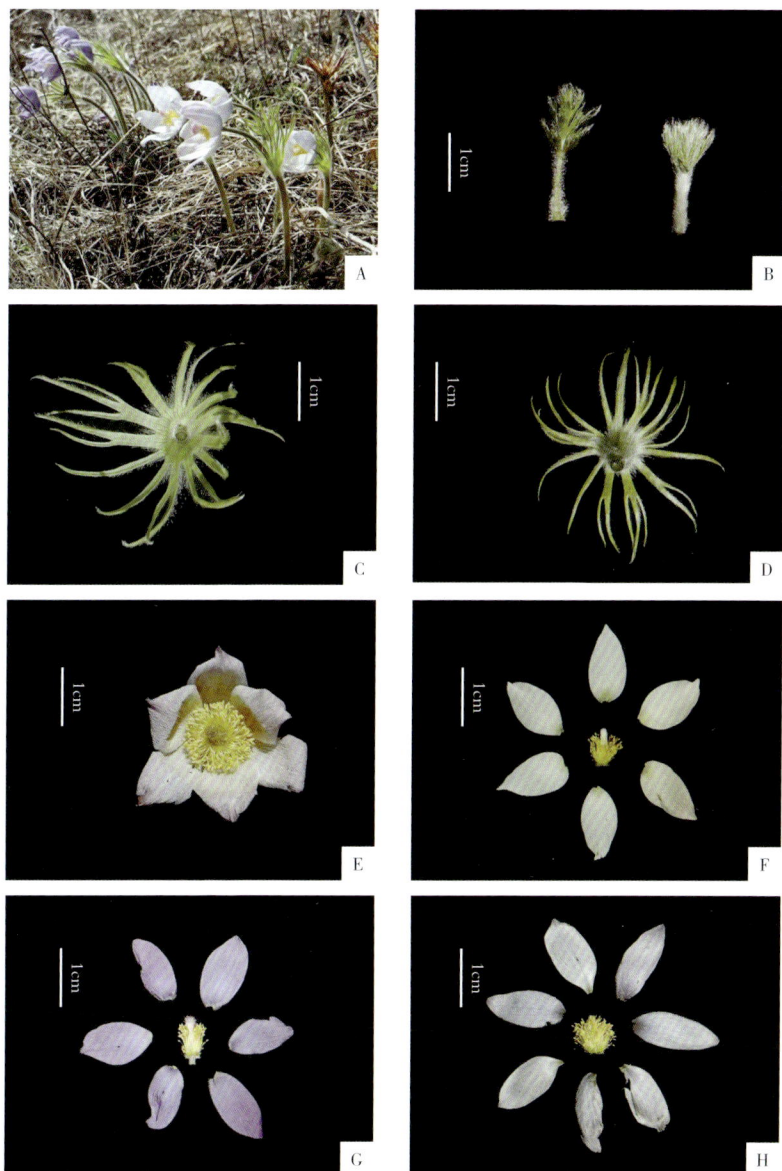

附图17　掌叶白头翁植物不同部位形态特征

A. 植株；B.开花时叶片；C.总苞腹面；D.总苞背面；E；F；G；H.不同颜色花萼片和花蕊

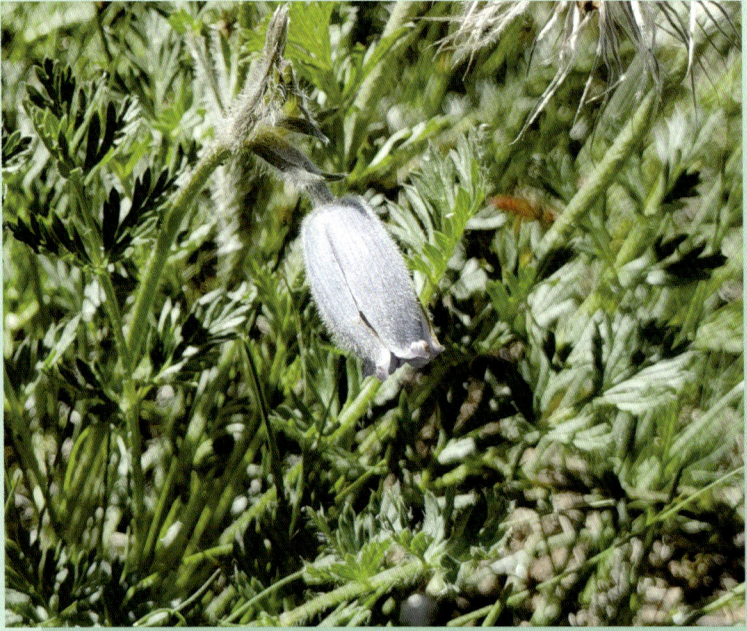

附图18　蒙古白头翁植物图

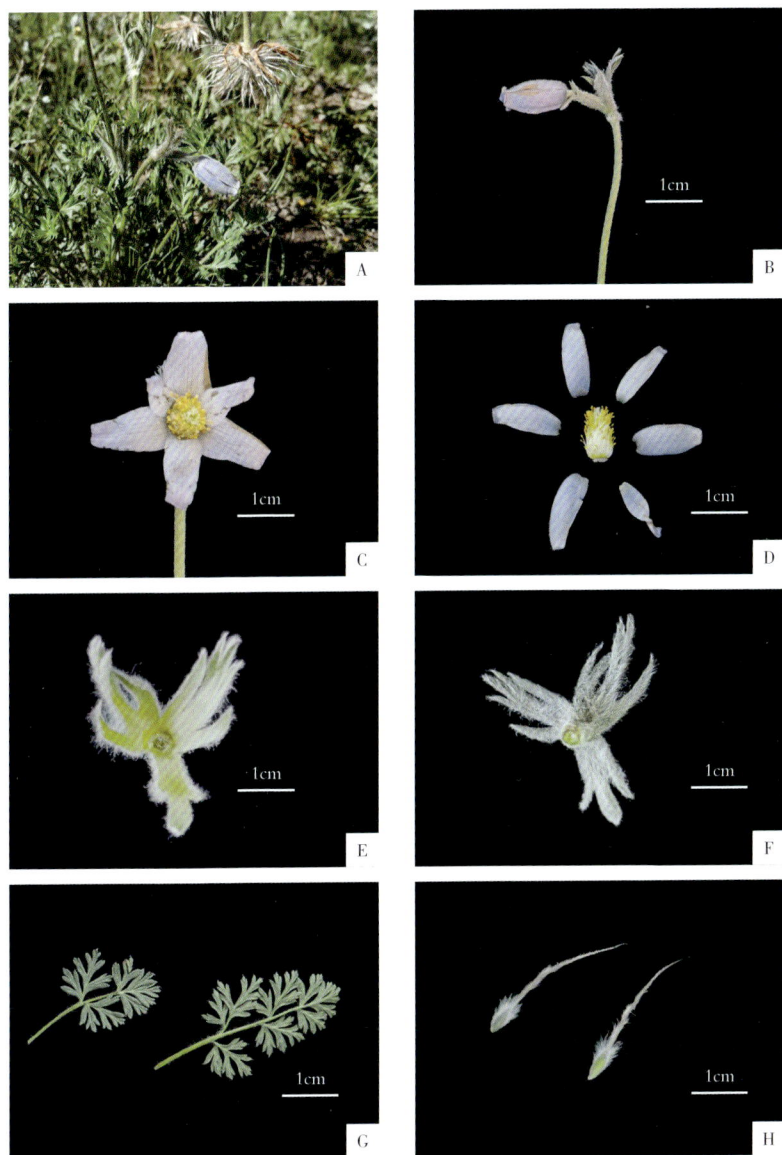

附图19　蒙古白头翁植物不同部位形态特征

A. 植株；B.部分植株；C. 花；D. 花和花蕊；E. 总苞腹面；F. 总苞背面；G. 叶片；H. 带宿存花柱的瘦果

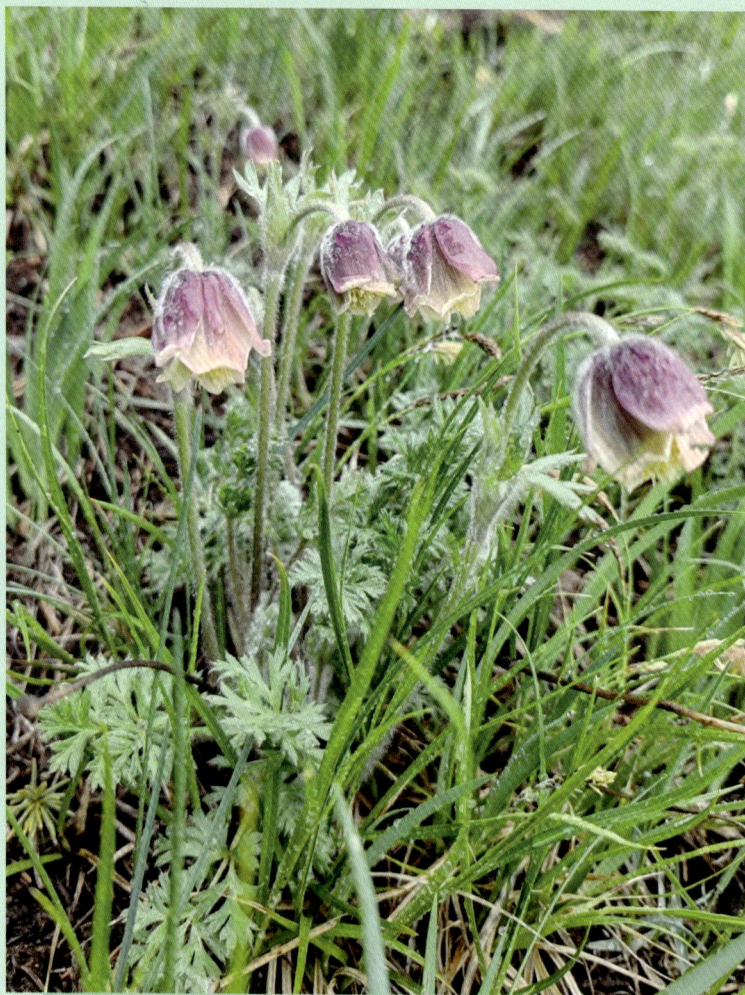

附图20　钟萼白头翁植物图

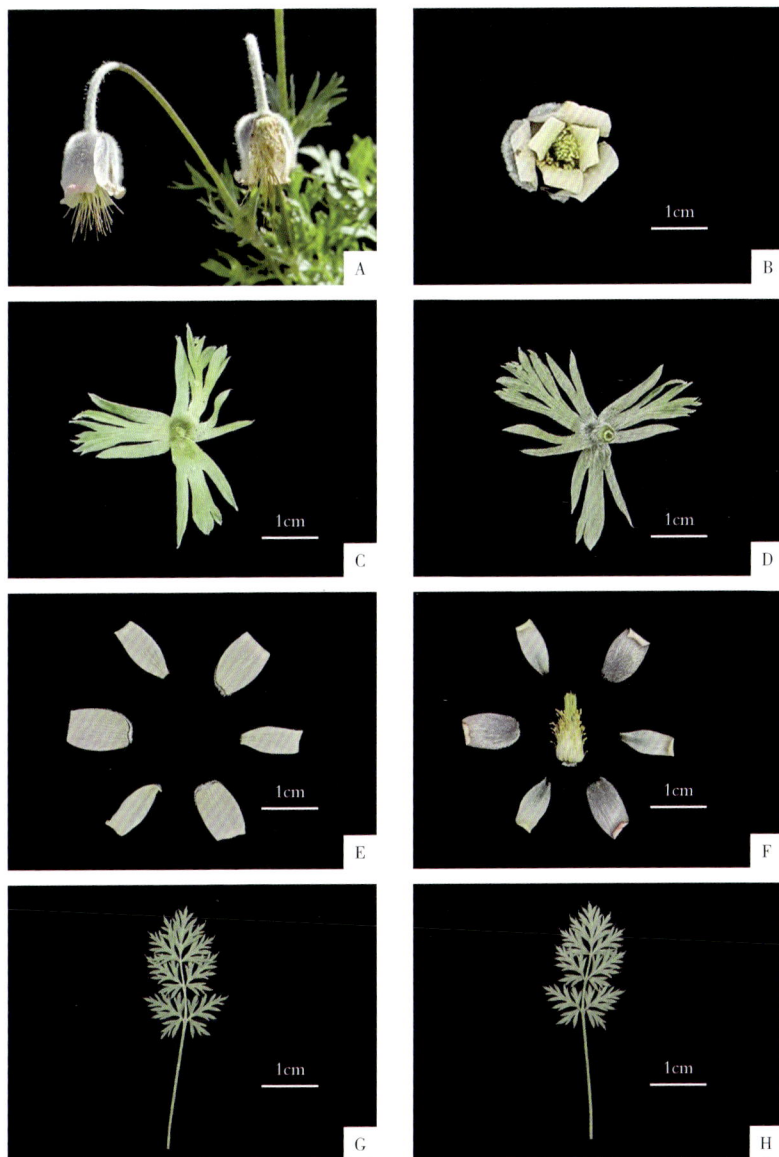

附图21　钟萼白头翁植物不同部位形态特征

A. 植株；B. 向外卷曲的花萼片；C. 总苞腹面；D. 总苞背面；E. 花萼片腹面；F. 花萼片背面；
G. 开花时的叶片腹面；H. 开花时的叶片背面

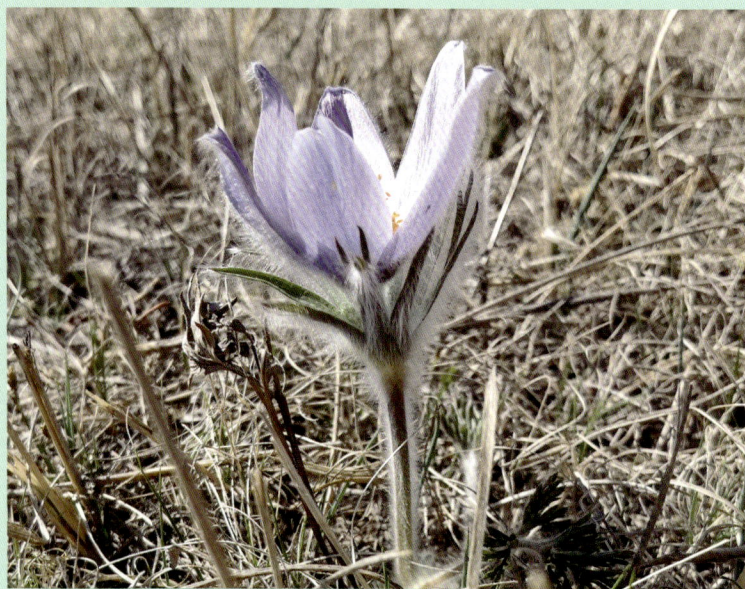

附图22　细叶白头翁植物图

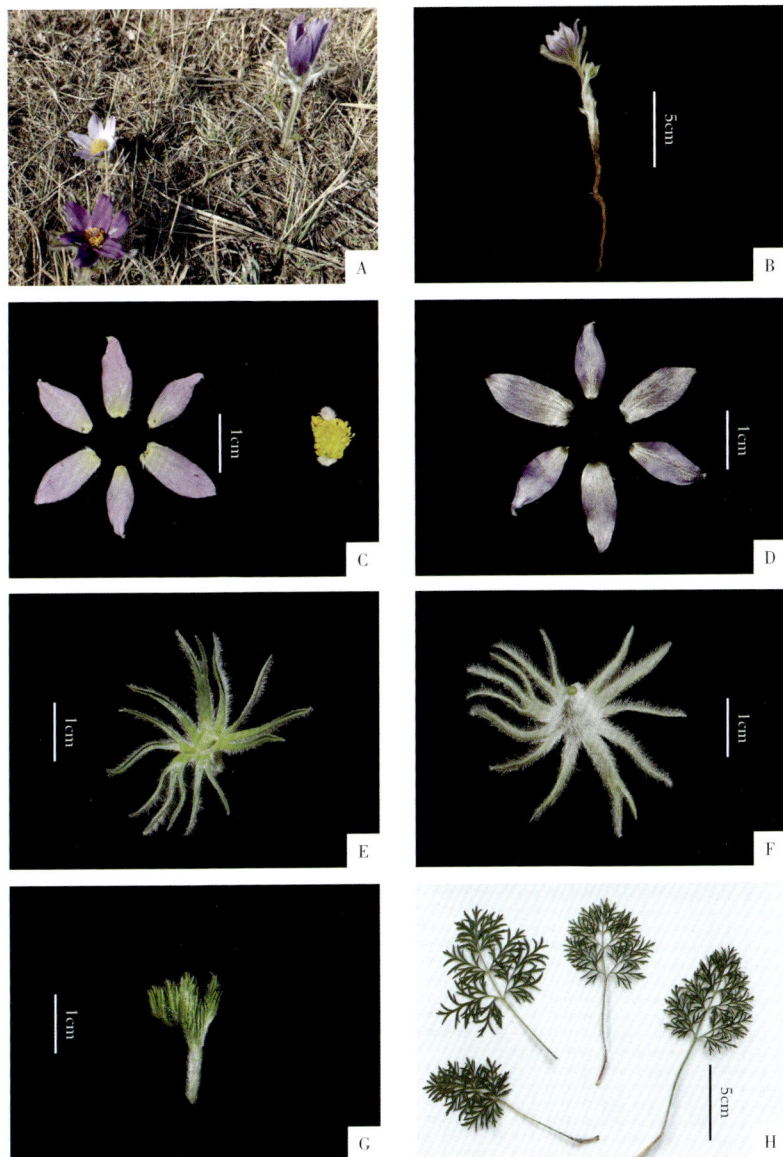

附图23　细叶白头翁植物不同部位形态特征

A. 植株；B. 部分植株；C. 花萼片腹面；D. 花萼片背面；E. 总苞腹面；F. 总苞背面；G. 开花时的叶片；H. 成熟叶片

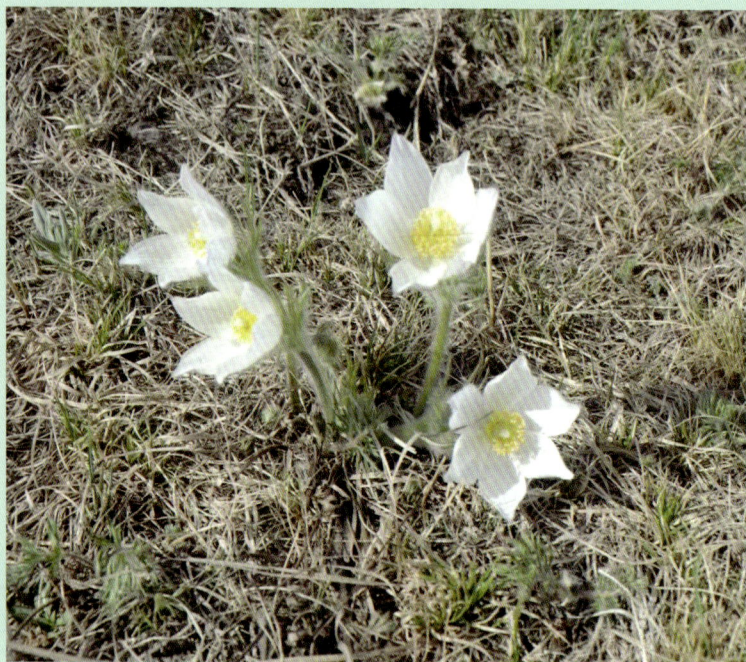

附图24　白花细叶白头翁植物图

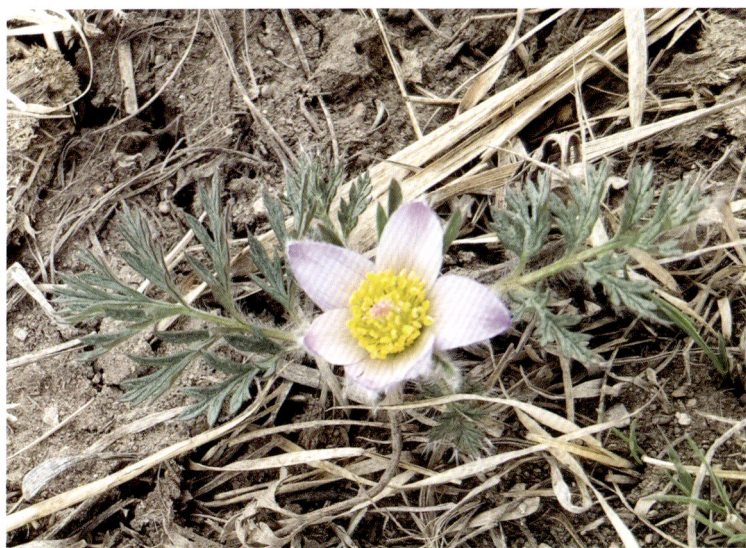

附图25　细裂白头翁植物图

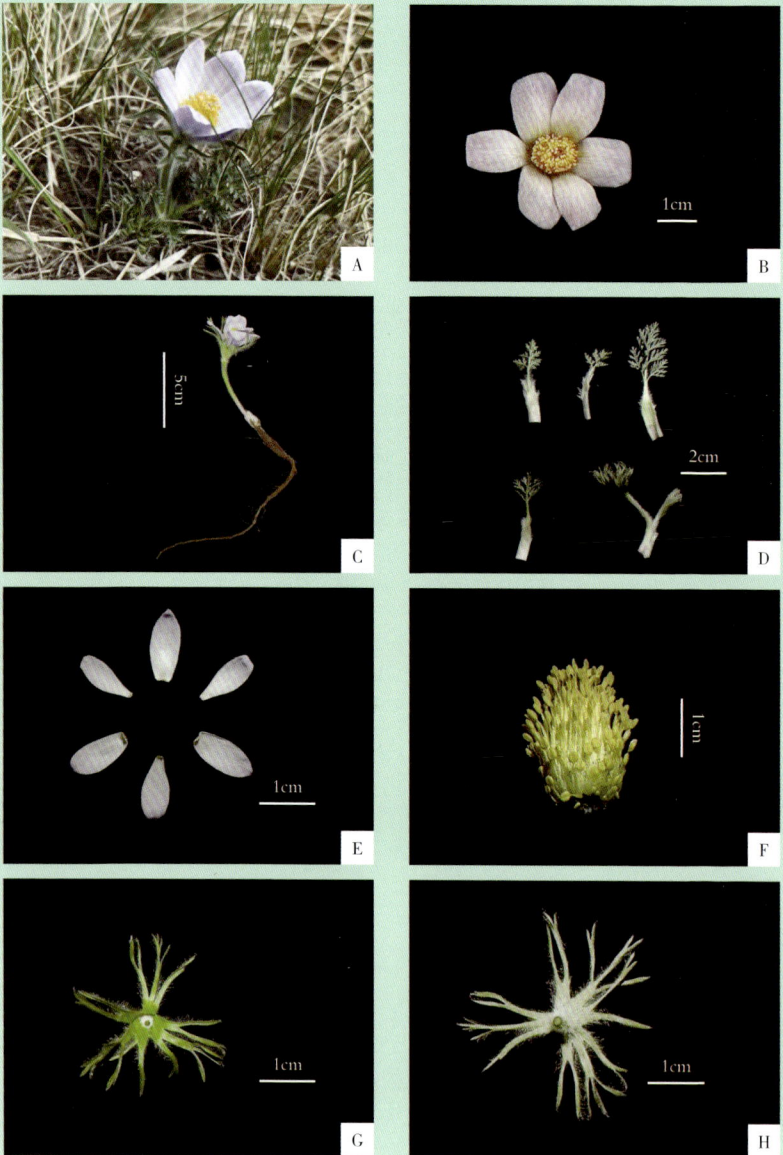

附图26　细裂白头翁植物不同部位形态特征
A. 植株；B. 花；C. 部分植株；D. 开花时叶片；E. 花萼片；F. 去掉萼片的花；G. 总苞腹面；H. 总苞背面

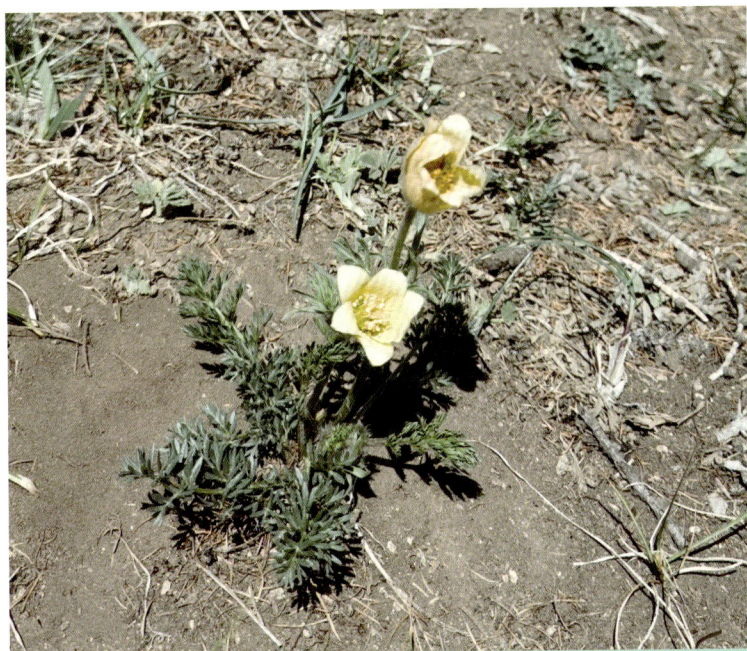

附图27 黄花白头翁植物图

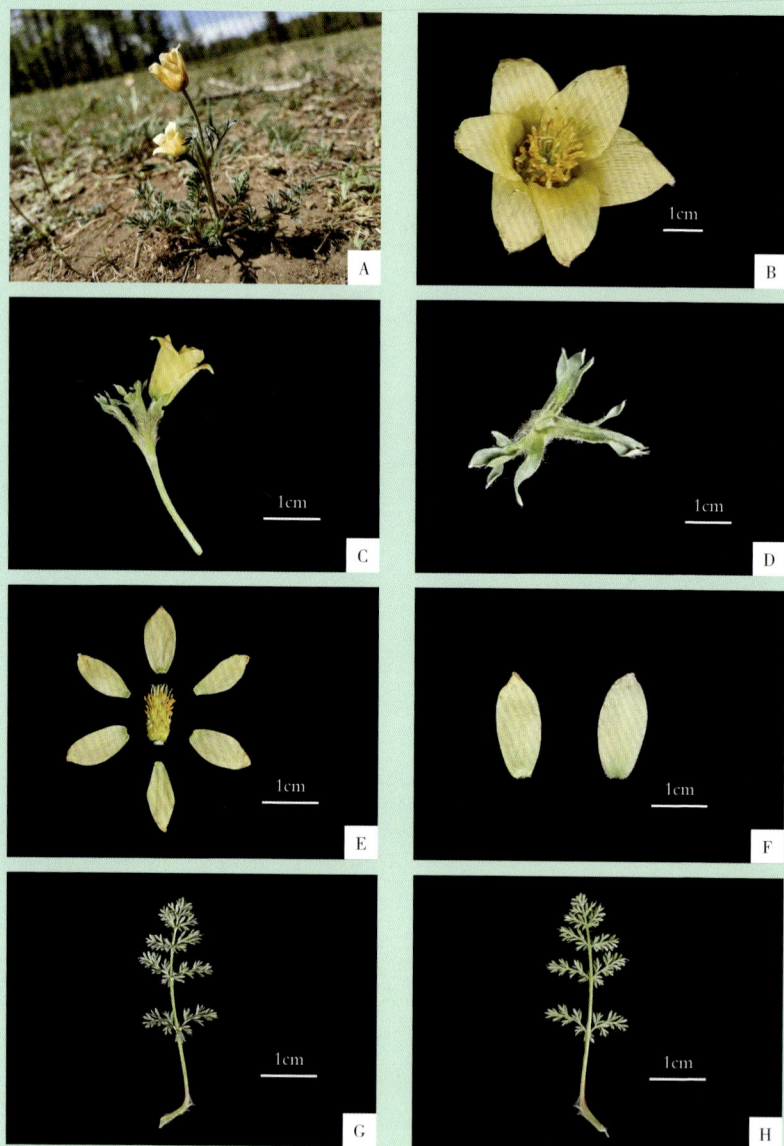

附图28 黄花白头翁植物不同部位形态特征

A. 植株；B. 花；C. 部分植株；D. 总苞；E. 花萼片和花蕊；F. 花萼片；G. 开花时叶片腹面；H. 开花时叶片背面

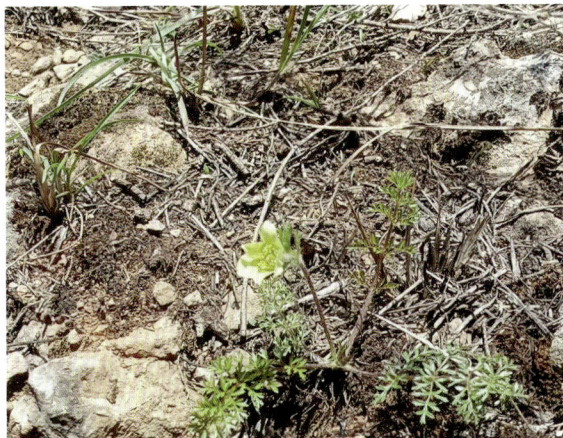

附图29　西南白头翁植物图

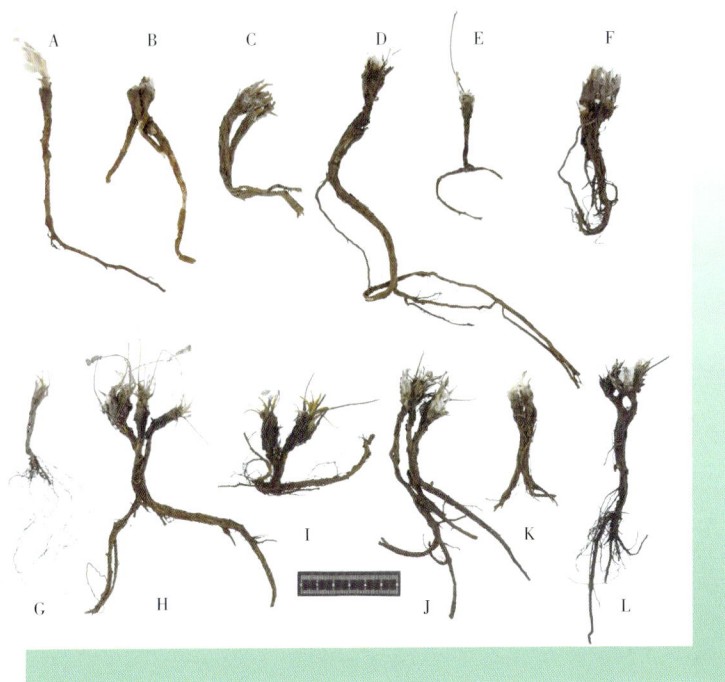

附图30　白头翁属植物药用部位根

A.白头翁；B.朝鲜白头翁；C.兴安白头翁；D.细叶白头翁；E.细裂白头翁；F.肾叶白头翁；G.岩生白头翁；H.蒙古白头翁；I.钟萼白头翁；J.黄花白头翁；K.西南白头翁；L.掌叶白头翁

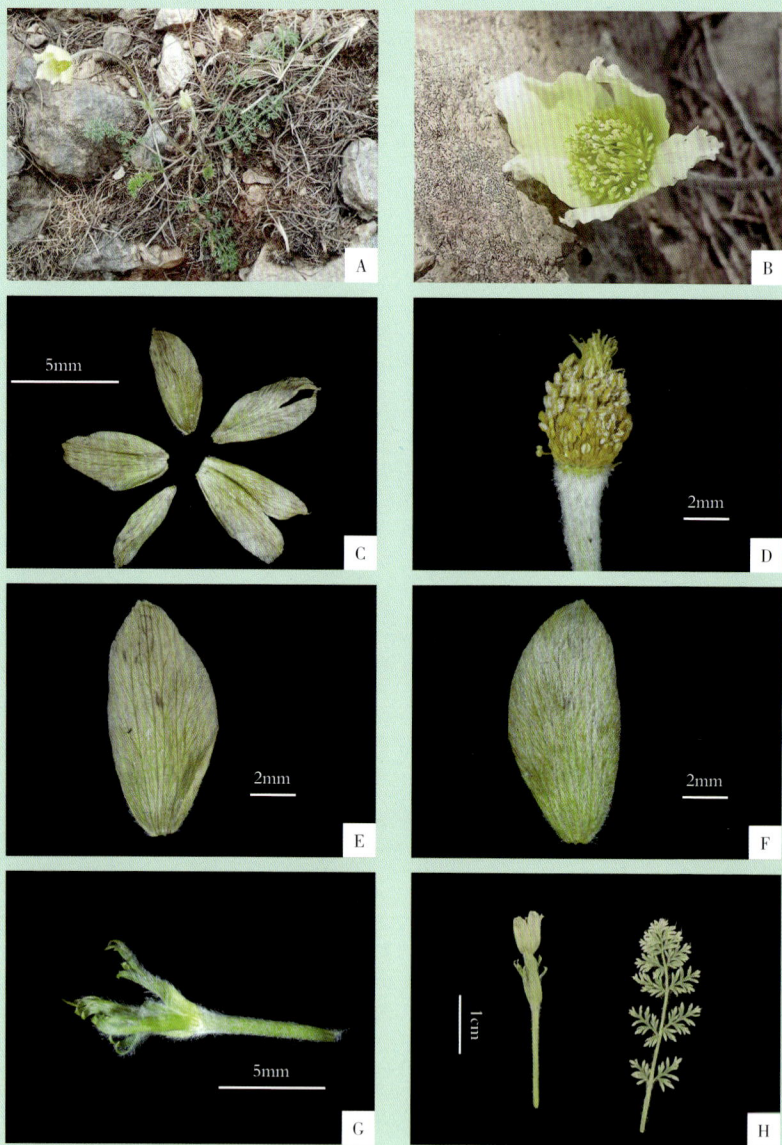

附图31　西南白头翁植物不同部位形态特征
A. 植株；B. 花；C. 花萼片；D. 去掉萼片的花；E. 花萼片腹面；F. 花萼片背面；G. 总苞；H. 开花时叶片

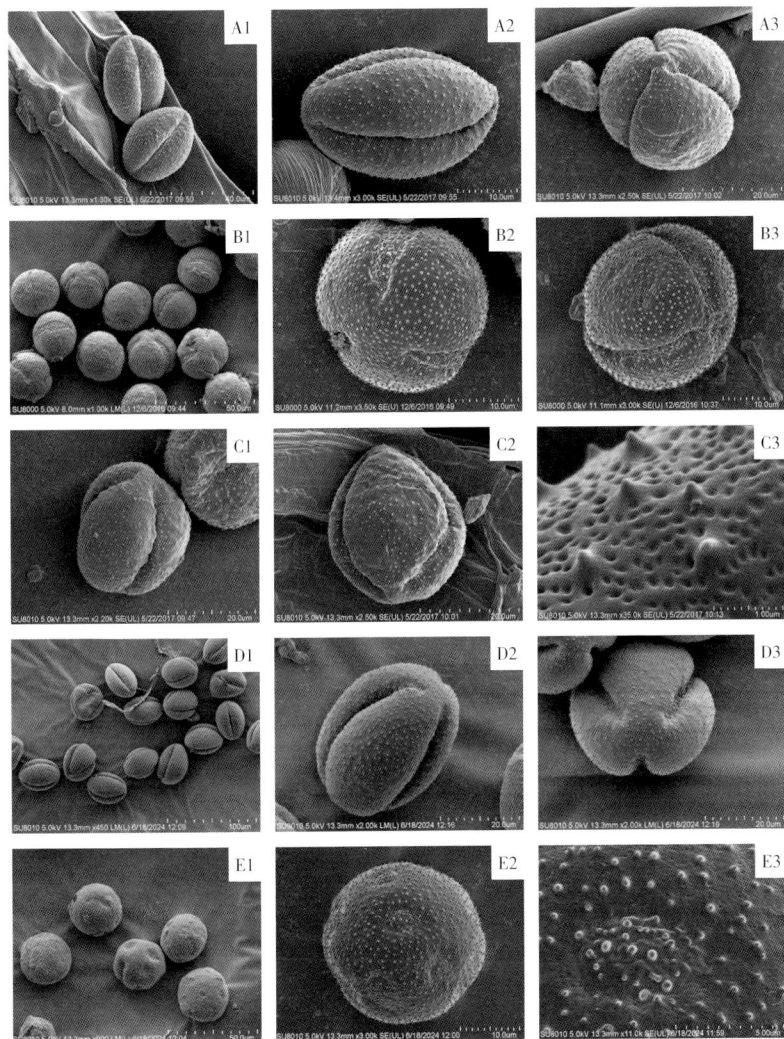

附图32　白头翁属植物花粉粒形态1

A. 白头翁；B. 朝鲜白头翁；C. 兴安白头翁；D. 肾叶白头翁；E. 蒙古白头翁

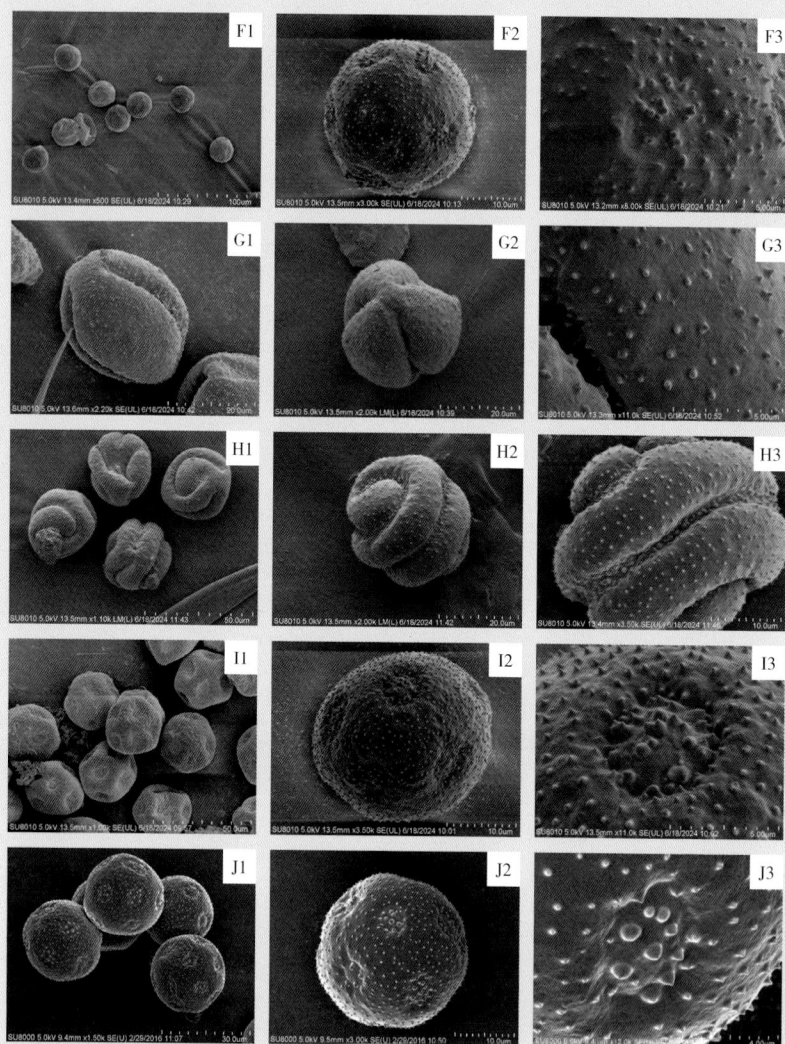

附图33　白头翁属植物花粉粒形态2

F. 钟萼白头翁；G. 细叶白头翁；H. 黄花白头翁；I. 西南白头翁；J. 岩生白头翁

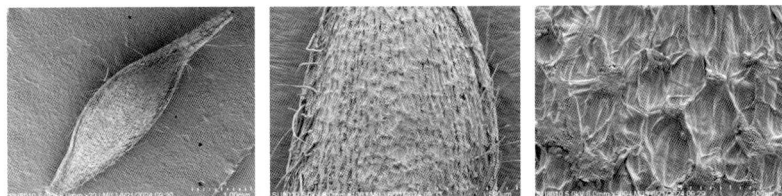

P. chinensis

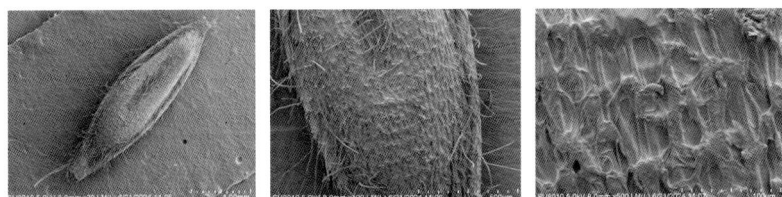

P. cernua

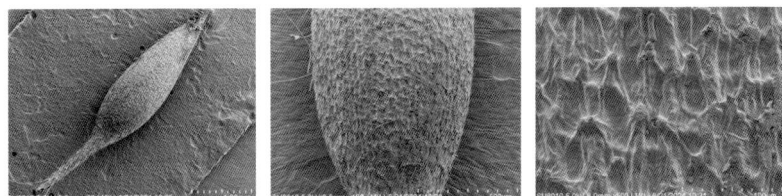

P. dahurica

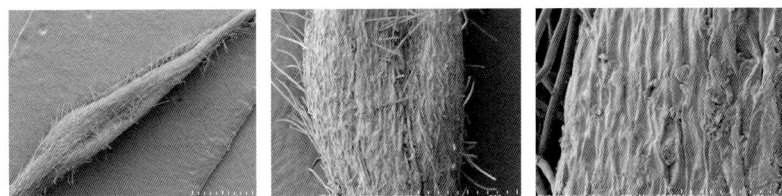

P. patens

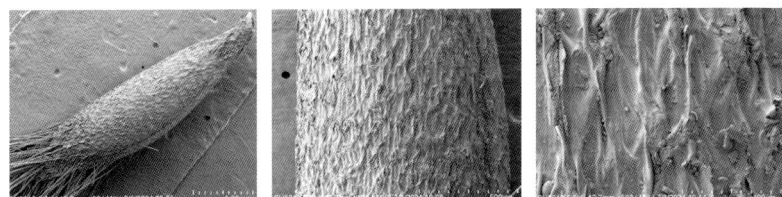

附图34　白头翁属植物瘦果表面形态1

P. ambigua

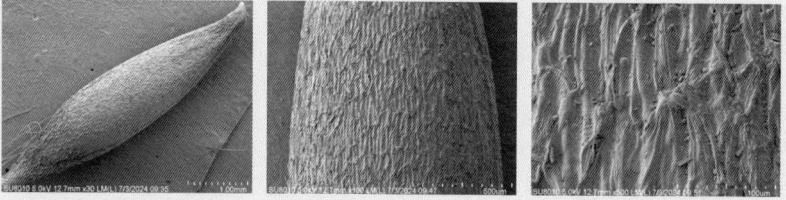

P. campanella

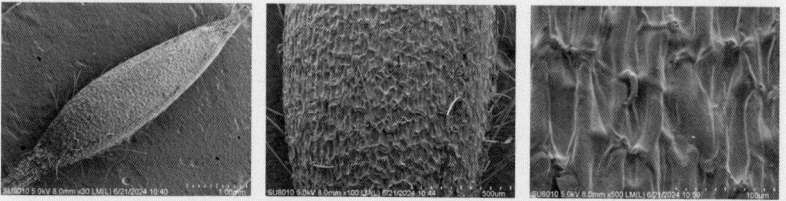

P. turczaninovii

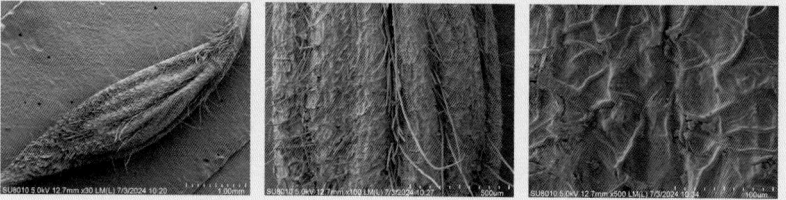

P. sukaczevii

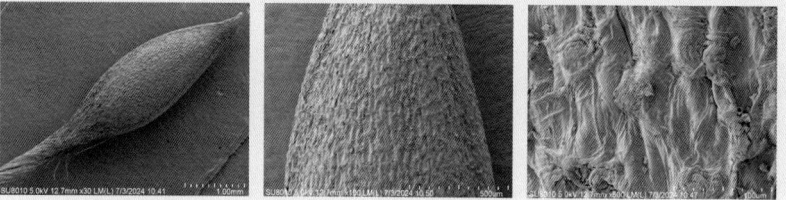

P. millefolium

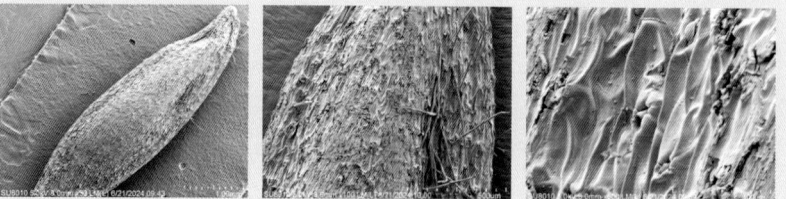

附图35　白头翁属植物瘦果表面形态2

P. saxatilis